PRIMERA EDICION

D1726390

LOS MUCHOS CLAMORES DE SU CUERPO POR EL AGUA

¡Usted no está enfermo, usted está sediento!
¡No trate la sed con medicaciones!

Un manual preventivo y auto educativo
para aquellos que prefieren adherirse a la lógica
de la medicina simple y natural

F. Batmanghelidj, M.D.

Traducido por José E. Peró

Global Health Solutions, Inc.
P.O.Box 3189, Falls Church, VA 22043, U.S.A
Teléfono 703 848 2333 FAX 703 848 0028

Web Site www.watercure.com

LOS MUCHOS CLAMORES DE SU CUERPO POR EL AGUA
¡Usted no está enfermo, está sediento!
¡No trate la sed con medicamentos!

Copyright© 2006 Fereydoon Batmanghelidj, M.D.
ISBN: 0-9702458-3-1

Derechos de Autor 1992, 1995, 1997 por el Dr. F. Batmanghelidj, M.D.
Traducción de la Tercera Edición de "Your Body's Many Cries for Water"

Global Health Solutions, Inc.
P.O.Box 3189, Falls Church, VA 22043, U.S.A
Teléfono: 703 848 2333   FAX 703 848 0028

Otros trabajos del Dr.Batmanghelidj están listados en la página 241

Todos los derechos reservados. Ninguna parte de esta publicación puede ser reproducida, guardada mediante sistemas de copiado, o transmitida en cualquier forma o por cualquier medio, electrónico, mecánico, grabado o de otra forma, sin la autorización previa por escrito del autor.

Este libro no tiene la intención de sustituir el asesoramiento médico. El lector debe consultar regularmente a su doctor en todos los aspectos relacionados con su salud, y particularmente en relación a cualquier síntoma que puedan requerir diagnóstico o atención médica.

A nuestro *Creador*, con sobrecogimiento,
humildad, dedicación y amor

ALGUNAS REVISIONES

"La solución de un hombre para los crecientes costos médicos: el agua."
—PAUL HARVEY

"Gracias al Dr. Batmanghelidj. He puesto su libro junto a la Biblia y leo ambos."
—DICK GREGORY

"Estoy impresionado por la lúcida descripción del Dr. Batmanghelidj con relación a que la falta de agua es la principal causa de la hipertensión, que afecta a 50 millones de americanos."
—JULIAN WHITAKER, MD, Health & Healing

"Se asegura que el pez probablemente no sea consciente de la presencia del agua; este libro muestra que nosotros podríamos saberlo mejor. Generalmente hemos tratado síntomas, frecuentemente en forma equivocada, pero las obras de arte llegan para cambiar los paradigmas. Si aprendemos este, podremos detener la tendencia de nuestros pacientes al rápido deterioro de sus cuerpos."
—Book Reviews, *Journal of Clinical Gastroenterology*

Luego de haber leído varios de los recientes trabajos del Dr. Batmanghelidj, incluyendo la joya , "Los Muchos Clamores de Su Cuerpo por el Agua," resulta obvio que este trabajo es revolucionario y barre con casi todas las enfermedades que tiene por delante. Como cardiólogo interno encuentro este trabajo incisivo, mordaz y fundamental. Este trabajo está enviado por Dios para todos nosotros.
—DAN C. ROEHM, M.D., F.A.C.P.

¡Cómo la "mentalidad del mono" pensando en el tema, atándose asimismo con nudos y soluciones complejas mientras ignora el profundo significado de la simpleza! Las circunstancias ayudaron al Dr.Batmanghelidj a percibir el elegante significado de un factor que nosotros con frecuencia dejamos pasar: agua.
—JULE KLOTTER, *Townsend Letter for Doctors*

Los libros del Dr Batmanghelidj están llenos de sentido común y verdaderos consejos médicos. Sus sugerencias para el tratamiento de las enfermedades van hasta las raíces de sus causas y cualquiera que sea lo suficientemente afortunado para leerlas no se sentirá defraudado con su compra.
—LAURENCE A. MALONE, M. D., el Ph. D.,
Dean for Academic Affairs,
The Learning Center for Collage Sciences, Ohio.

Considero sus observaciones como algunas de las más asombrosas que he encontrado en los anales de la medicina. Dieciséis años de práctica privada en obstetricia y ginecología y 8 años como médico en medicina general me han proporcionado la perspectiva para apreciar el potencial de sus propuestas.
—L. B. WORKS, M. D., F.A.C.O.G.

"El autor, como resultado de su extensa y científica investigación clínica, concluye que el cuerpo posee muchas formas de manifestar la sed. Hasta ahora muchos síntomas y señales diferentes a la deshidratación habían sido observadas como clásicas enfermedades del cuerpo."
—Frontier Perspectives
The Center for Frontier Sciences at Temple University

"Luego de muchos años de estudio y práctica médica, es tanto un premio como algo refrescante el descubrir la solución a muchas de las enfermedades degenerativas explicadas magníficamente por el Dr. Batmanghelidj en Los Muchos Clamores de su Cuerpo por el Agua. Este tipo de información llena un vacío dejado por la educación tradicional.
—ROBERT BATTLE, M.D.

"Gracias por el oportuno consejo de combinar agua y sal para tratar mi asma…no solamente contribuyó a calmar mi tos sino que la eliminó. Una vez más, gracias por compartir sus conocimientos acerca de tan complejos problemas."
—JOSÉ A. RIVERA, M.D.

"Es un libro muy bien escrito y fácil de entender. La lectura de este libro debería ser obligatoria en las Escuelas Infantiles, Primarias y Secundarias. Ello permitirá prevenir muchísimas enfermedades y sufrimientos con casi ningún costo adicional."
—HITEN SHAH, M.D. San Jacinto Medical Clinic, CA

"Batmanghelidj nos conduce a través de estos temas punto por punto tejiendo un magnífico tapiz que la medicina alopática no puede lograr, ambos no pueden tener razón."
—The Biotron Connection

"Un grandioso descubrimiento para la salud en el mundo."
—SAM BISER, The University of Natural Healing

"El libro del Dr.Batmanghelidj **Los Muchos Clamores de su Cuerpo por el Agua** le pega al clavo en la cabeza y punto."
—ARTHUR MOLL, D.C.

"El Dr.Batmanghelidj ha investigado el fenómeno del dolor y el metabolismo del agua en el cuerpo. Su investigación, publicada en varios periódicos científicos, lo ha conducido a manifestar que el dolor es "probada pero raramente reconocido como una señal de falta de agua en el cuerpo."
—The Rotarian

Médico encuentra el remedio para la úlcera
"Todo comenzó cuando un paciente sufría de un insoportable dolor de úlcera. Lo trató con 500 cc de agua. El dolor disminuyó y luego desapareció. El médico estaba tan impresionado que le recetó dos vasos de agua seis veces por día y logró la cura "clínica" del ataque de úlcera.
—The New York Times "Science Watch"

"Cuando el Dr.Batmanghelidj piensa en un vaso de agua, no lo hace pensando que está medio lleno o medio vacío. El piensa como que reboza del fluido esencial para la vida. Para él constituye el disolvente para nuestras enfermedades y el defensor del proceso de envejecimiento. Cree que es la ola del futuro.
—**The Washington Times**

¡Una bomba atómica en medicina!

¡Nuevo! Este libro hecho por un respetado médico hace explotar la bomba atómica médica ¡Un nuevo y completo paradigma para la causa y la prevención de muchas enfermedades degenerativas! ¡Usted se merece la lectura de este increíble libro!"
—**Nutri-Books**

"El americano común está lamentablemente desinformado sobre el agua. La mayoría de la gente piensa que bebe agua suficiente, pero no es así. El libro del Dr.Batmanghelidj creará una oleada en la opinión pública sobre las maravillas del agua."
—**The Connection Newspaper**

"Hemos olvidado, dice él en un nuevo y muy controvertido libro Los Muchos Clamores de su Cuerpo por el Agua, como responder a nuestras numerosas señales de sed. Pero si, en lugar de tomar analgésicos y medicaciones, tomamos mucha agua común de la canilla, posiblemente encontraremos que no solamente el dolor, sino también la causa, se irán para siempre."
—**The Independent**, London, England

Small Press Selection:

"Los Muchos Clamores de su Cuerpo por el Agua, un libro sobre la salud escrito por un médico combinando hechos holísticos y médicos sobre los efectos del agua y sus posibilidades de curación para muchas enfermedades. Este libro fue elegido, ya que el agua es un tema al que cada vez se le presta mayor atención en el mercado y el autor tiene sobrados antecedentes."
—**JAN NATHAN, Director Ejecutivo,
Publishers Marketing Association**

"*Esos libros, como asimismo las empresas que los publicaron, traen la clase de noticias que pueden cambiarle la vida. Reclamos y contra-reclamos de lado, el Dr. Batmanghelidj, tiene algo bien asido.*"
—The Book Reader

"*Dolores de estómago, migrañas, alergias, asma y también la artritis es muy posible que sean todos síntomas de deshidratación que pueden ser fácilmente curados con unos pocos vasos de agua de la canilla de su casa. Pero solamente tomando agua cuando se sienta sediento no le proporcionará la suficiente, de acuerdo con F.Batmanghelidj, cuyo controvertido libro, Los Muchos Clamores de su Cuerpo por El Agua, vendió miles de copias en los Estados Unidos el último año.*"
—Daily Mail, London, England

Primera Plana: ¡¡Sin píldoras!! ¡¡Sin dolor!! ¡¡Sin engaños!!
LA CURA DE LA ARTRITIS EN SU COCINA El des-cubrimiento de un médico cura por centavos al día.
—National Examiner, Diciembre 14, 1993

"*¡La suya, es la más elegante descripción del dolor artrítico que jamás haya leído!*"
—PERRY A. CHAPDELAINE, Sr., M.A.
Executive Director, The Artritis Fund/The Rheumatoid
Disease Foundation

"*¡Dinamita! Su hipótesis es precisamente el avance en el paradigma que genera un gran salto hacia adelante en la etiología de las enfer-medades.*"
—EDMUND H. HANDWERGER, D.D.S., M.H.P.

"*Batmanghelidj da el ejemplo de pacientes que han seguido sus con-sejos utilizando simplemente agua corriente con resultados positivos para reducir la presión sanguínea, aliviar la alergia y reducir peso. Llega aun más lejos, relacionando la falta de agua con la depre-sión.*"
—The Irish Times

*"Parece sensato adherir a la lógica de lo natural y simple en medicina como se la fomenta en el libro, **Los Muchos Clamores de su Cuerpo por el Agua**."*
    —MONSEÑOR PHILIP A. GRAY

"¡El contenido de su libro es una inmensa bocanada de aire fresco y contiene muchas esperanzas para la raza humana!"
    —JUEZ JOHN B. MORGAN, California

"El principio del agua tiene una lógica convincente, pero deja dados vuelta a muchos tratamientos médicos actuales. ¿Funciona? Solamente tiene que abrir la canilla para averiguarlo."
    —**The European**, Londres, Diciembre 1995

"Considero que la información del Dr. Batmanghelidj es un envío de Dios. Rezo para que usted también se beneficie con estas revelaciones para aliviar el dolor y extender su vida.
—LLOYD PALMER, **Straws in the Wind Newsletter**, Feb. 1996

"El ha tratado exitosamente alergias, angina, asma, artritis, dolores de cabeza, hipertensión, úlceras y otras, con la más simple de las soluciones: el agua."
    —**Nexous Magazine**, Australia, Enero 1996

RESPONSABILIDADES

La información y las recomendaciones en el sentido de tomar agua en este libro se basan en la capacitación, experiencia personal, extensa investigación y en otras publicaciones del autor acerca del tema sobre el metabolismo del agua en el cuerpo. El autor de este libro no da consejos médicos ni receta, directa o indirectamente, el uso o no de medicamentos como forma de tratamiento sin el consejo de un médico que lo asista. La intención del autor, basada en el conocimiento más reciente de la micro-anatomía y fisiología molecular, es sólo para ofrecer información sobre la importancia del agua para el bienestar humano y para ayudar, informando al público, sobre los efectos de la deshidratación crónica que dañan al cuerpo desde la niñez hasta la vejez. Este libro no tiene la intención de reemplazar el consejo profesional de un médico. Al contrario, compartir la información contenida en este libro con el médico que lo asiste es sumamente deseable. La aplicación de la información y recomendaciones explicadas en este libro, deberán ser tomadas por los individuos a su propio riesgo. La adopción de la información debe respetar el seguimiento estricto de las instrucciones dadas sobre el tema. Las personas con historia clínica de enfermedades graves y bajo supervisión profesional, particularmente aquellos con enfermedad renal aguda, no deben utilizar la información contenida en este libro, sin la supervisión del médico que los atiende.

Todas las recomendaciones y los procedimientos contenidos en este libro se hacen sin la garantía del autor o el editor, sus agentes, o empleados. El autor y el editor renuncian a toda responsabilidad con respecto al uso de la información presentada aquí.

CONTENIDO

———

La deshidratación celular crónica
mata dolorosa y prematuramente.
Sus manifestaciones iniciales visibles
hasta ahora se denominan:
enfermedades de origen desconocido.

———

PREFACIO

Una de las razones más obvias del porqué la medicina se ha transformado en algo tan complicado y costoso es el hecho de que la investigación y manufactura de productos farmacéuticos y eventualmente su potencial evaluación, se han convertido en algo sumamente rentable. Para aumentar la venta en forma regular y la amplia promoción de productos, no solamente los bien pagos voceros de la medicina presentan sus argumentos de venta, sino que los médicos también se prestan a la promoción en virtud de los honorarios que se les ofrecen. Los pacientes los utilizan por la sola razón de que no pueden curarse. ¡No existen los que *supuestamente* se curan! Estos son solamente tratados! Esta es la forma ideal en que la comercialización de la medicina funciona. Pero no es el único aspecto vergonzoso de la medicina.

Los avances técnicos en la medicina son posibles como resultado de la generación de "artilugios". Esto, también, se suma a los costos de la medicina. Enseñar en los hospitales e instituciones de investigación depende fuertemente del financiamiento aportado por el sector industrial del sistema de salud. Por lo tanto, la investigación en medicina tradicionalmente ha sido dirigida por los deseos de la industria médica, que invierte fondos para su propio beneficio generando proyectos.

Ahora viene el momento de gran regocijo. Se ha descubierto que el cuerpo humano posee una variedad de sofisticados indicadores cuando se queda falto de agua, indicadores de emergencia como la deshidratación y la sed. El cuerpo posee muchos más indicadores además de la "boca seca" que señala falta de agua. Igualmente obvio, la mayor tragedia de la historia médica es el hecho de que los profesionales médicos no hayan entendido la variedad de señales que emite el cuerpo reclamando agua. Tradicionalmente los médicos han recurrido al uso de substancias químicas y "procedimientos" para tratar la deshidratación crónica del cuerpo. ¡Un error monumental, pero un dato descarnado y vergonzoso!.

La mayor crueldad de todas es que, la comunidad médica prefiere adherir a las prácticas habituales e ignora las buenas noticias. Fundamentalmente, esta ignorancia supina sobre las manifestaciones del agua que el cuerpo humano necesita es la razón primaria de los altos costos del cuidado de la salud en nuestra sociedad, sin esperanzas de que mejore en la forma que está actualmente diseñada. Un muy mal diseño que solamente sirve a los operadores y no al público necesitado del cuidado de su salud.

Si usted mira la correspondencia con la Asociación Americana de Medicina (AMA), citadas al final del libro, advertirá que mucho antes de la publicación de este, la AMA fue invitada a difundir públicamente la buena noticia, "usted no está enfermo, está sediento". Su ulterior silencio expone claramente la flagrante violación a la confianza pública.

Los Institutos Nacionales de Salud de USA (NIH), el centro más avanzado del mundo en investigación médica, ha defraudado a la sociedad todavía más miserablemente. En primer lugar, ¿por qué no ha estudiado los efectos medicinales del agua? ¿Por qué no ha separado el posible impacto positivo del agua utilizada al ingerir una píldora de la "medicación" en sí misma? ¿Por qué no se ha estudiado lo que le ocurre a una persona que regularmente no bebe agua? Esos constituyen los errores iniciales. ¿Por qué usted piensa que el NIH convirtió esos errores en un sofisticado operativo encubierto?

En Mayo de 1989, le escribí al Dr.James Mason, Sub-Secretario de Salud y Servicios Humanos, explicando que el cambio del paradigma que se dirige a mirar la necesidad de agua en el cuerpo expondrá muchas soluciones a los problemas de salud de nuestra sociedad. Le remití muchos materiales que apoyan esta tésis y se los remitió al Dr. John T. Kalberer, Coordinador del NIH para la Promoción de la Salud y Prevención de Enfermedades, para revisarla y discutirla conmigo; obviamente la oficina correcta para hacer la evaluación de mis revolucionarias observaciones basadas en la fisiología.

¡No fue tan así! Fui invitado a reunirme con el Dr. Kalberer. Luego de conversar durante una hora, el Dr. Kalberer me informó que el NIH no estaba en situación de tratar mis "amplias" observaciones médicas. Observó que el NIH no puede financiar estudios que no estén enmarcados en el ámbito universitario. Le hice saber que mi razón para ponerme en contacto con el Dr. Mason y con él, era explicarles los efectos de la deshidratación como causa de tantas enfermedades degenerativas en el cuerpo humano, para que el NIH pudiese comenzar con los estudios y dar a conocer al público los resultados. Luego me dijo que el NIH solamente estaba interesado en aspectos moleculares sobre las investigaciones biológicas y farmacéuticas. Señaló que mis observaciones eran demasiado amplias y que no coincidían con la forma en que la institución llevaba a cabo sus investigaciones. Al advertir mi descontento, me recomendó continuar con mis trabajos y publicar mis observaciones. Me dijo que esa sería la única manera en que pudieran tener algún eco.

No me di por vencido. Cada vez que salía un artículo relacionado con la salud basado en pronunciamientos de alguien del NIH, escribía una carta y explicaba el problema básico. También escribí a la oficina de Integridad Científica del NIH y reclamé acerca de algunos aspectos mal informados que podrían establecer solamente a un producto particular en el mercado médico. Nunca me respondieron, pero la cuestión aparentemente desapareció y el fotogénico vocero no apareció haciendo declaraciones tan seguido como antes.

Durante un tiempo, me entusiasmé mucho cuando la Dra. Bernardine Healy fue nombrada Directora del NIH. Parecía ser la persona adecuada para cambiar el NIH. Como médica científica, obviamente entendía lo que yo estaba diciendo. Me presentó a Stephen Groft, Ph.D., quién se convirtió en el director de la nueva oficina de medicina alternativa hasta que un director médico permanente fuese nombrado.

Parecía una persona muy sincera. Luego de una larga reunión y habiéndole proporcionado algunos de mis materiales publicados, me invitó a realizar una corta presentación en la Primera Conferencia sobre Medicina Alternativa que iba a ser convocada por el NIH. Su temporal nombramiento fue demasiado transitorio como para llegar a alcanzar resultados. El Dr. Joseph Jacobs fue nombrado en su reemplazo. Es doctor en medicina con formación e influencias de las culturas aborígenes. Estoy seguro que el Dr. Groft le remitió mi información y materiales.

La siguiente Conferencia sobre Medicina Alternativa fue convocada por el Dr. Jacobs y su segundo y, en esos momentos, yo aguardaba que el Dr. Groft me los presentara como era de esperar, en aquel momento. Naturalmente, en ese momento, el Dr. Jacobs no tenía tiempo para mantener una seria discusión a fondo sobre esos temas. Se convino que él revisaría mis informes y materiales y luego nos encontraríamos lo antes posible. En la reunión que mantuvimos en su oficina, le pregunté si había podido revisar lo que previamente había enviado para su información. Comenzó dándome excusas: que no había tenido tiempo, que se habían mudado de oficina y finalmente que no tuvo oportunidad de revisar los materiales que le entregara. Le pregunté si sabía de que se trataban y le dije que la reunión había sido una pérdida de su tiempo y del mío y deberíamos postergar nuestra discusión hasta que él leyese la información que le había proporcionado previamente. Me levanté para irme. Tuve que reaccionar de esa manera para quebrar su actitud de "prima donna".

Me dijo que miraría los materiales pero que, a partir de que ambos eramos profesionales inteligentes, no había mucho que no se pudiese clarificar en una hora de discusión. Me pidió que me sentara y le explicara mis observaciones. Lo hice. Antes de irme me pidió otro juego de copias de los materiales básicos.

Los tenía en mi maletín y se los entregué. Entre las cosas que le entregara, había un ejemplar de la primera edición de este libro. Le expliqué que la información estaba comenzando a conocerse públicamente. Lo invité, por el bien de la sociedad y del progreso científico, a comenzar el estudio del tema desde su Oficina.

No tuve noticias del Dr. Jacobs ni lo volví a ver hasta la siguiente Conferencia sobre Medicina Alternativa. Ningún tema relacionado con la deshidratación crónica estaba en la agenda de la reunión. A pesar que el Coronel Robert Sanders está bien enterado del tema, ni siquiera hizo una presentación filosófica de cinco minutos sobre la deshidratación para información del

Panel de Asesores. Quedó bien claro que la Oficina de Medicina Alternativa tenía su propia agenda y servir al público no estaba en su lista de prioridades.

De acuerdo con Rita Mae Brown, "La definición de la locura es hacer la misma cosa una y otra vez, esperando que los resultados sean diferentes." Uno puede asumir que, de acuerdo con esa definición, yo soy uno de esos locos. A menudo pienso que soy un *"simplón"*. Me pregunto: ¿Porque gasto tiempo y recursos personales para transformar la ciencia médica del mundo, especialmente en América? Con el resto de mi aliento me consuelo pensando que, si no lo hiciera, estaría privando de información sobre bienestar y salud a mucha gente inocente y confiada que se enferma e ignora que solo está sedienta de agua. Estos pensamientos me permiten avanzar nuevas etapas en mi fatigosa ruta.

En el interín, la Dra. Bernardine Healy abandonó el NIH. Ella es doctora en medicina. El NIH es una Institución dedicada a la "ciencia". Obviamente, deben haber habido conflictos de objetivos y ella se tuvo que retirar. Fue reemplazada por el Premio Nobel Harold Varmus. Una vez mas, el 23 de Noviembre de 1993, decidí escribirle. Comencé mi carta diciendo, *"Bienvenido a un puesto que le permitirá contribuir al avance de la ciencia médica y de nuestra sociedad. Las noticias en el Washington Post de hoy me animaron a escribirle esta carta y comentarle acerca de la posibilidad de realizar un trabajo notable en el campo médico-científico a su cargo. ¡La deshidratación crónica es la raíz que da origen a la mayoría de las enfermedades.! ¡En el pasado he tratado que el NIH advierta con seriedad para que vea seriamente este cambio de paradigma y contribuya a que el futuro de la práctica médica sea más amable con sus pacientes.!"* Le envié uno de mis libros y algunos materiales básicos. Hasta la fecha, Febrero 1995, no he oído nada de este caballero, ni siquiera una carta agradeciendo mis envíos.

Obviamente, la única forma de hacer llegar al público el mensaje de la "deshidratación" era escribir. Fue lo que hice. En 1989 luego de enviar cartas a varias publicaciones y periódicos sin recibir respuestas por parte de ellos, tomé la decisión de crear nuestra propia publicación en la Fundación para la Medicina Simplificada. Nosotros la llamamos *"La Ciencia en la Medicina*

Simplificada". Un número especial y uno regular del periódico fueron publicados en el período de un año y distribuidos gratuitamente en algunos centros de investigación y bibliotecas médicas de ciertas universidades.

Nos presentamos también en la Biblioteca Nacional de Medicina (BNM) para que los periódicos fueran incluídos en el sistema de computación del Index Medicus para que otros investigadores pudiesen acceder a sus contenidos. Solicitamos que nos dieran igualdad de condiciones para presentar nuestro cambio de paradigma a los distintos sectores de la medicina investigados. Nos respondieron que dos volúmenes de una publicación no eran suficientes, pero que si un nuevo volumen aparecía y teniendo la seguridad de su continuidad, ellos considerarían la inclusión de los periódicos en el Index Medicus.

El tercer volumen estaba en preparación en ese entonces y cuando se publicó en 1991 mandamos nuestra solicitud y dos volúmenes de cada uno al BNM. Las publicaciones se evalúan dos o tres veces por año para su posible inclusión en el Index Medicus. El Comité se compone principalmente de científicos del NIH. Cuando se reunieron a finales de año y revisaron nuestra nueva información médica, fuimos rechazados. No quisieron darnos la igualdad de oportunidad para que nuestras opiniones fuesen oídas. Los "pensadores" del NIH decidieron que nuestras nuevas ideas no entraran al campo científico y eventualmente llegaran al público. Fuimos hábilmente censurados. Por esta razón es que decidí escribir la primera edición de este libro y llegar directamente al público.

Seis meses después de la negativa del BNM, mi libro estaba terminado y en proceso de revisión. Ahora tengo una simple forma idiomática para explicar porqué la orientación principal de la medicina ha ido por el camino equivocado. Este es el libro que envié, además de las publicaciones científicas, a los Doctores Healy, Groft y Jacobs en el NIH. Quería que ellos supieran que no los necesitaba para que mis observaciones llegaran al público. Pude confirmar que el NIH está satisfecho en conducir y repetir los mismos tipos de investigaciones sin encontrar soluciones para ninguna de las enfermedades degenerativas del cuerpo humano.

En abril de 1993, hubo una Conferencia Médica Internacional

en Reston, Virginia sobre Bio-oxidación. Fui invitado a hablar luego del Presidente de la Asociación. Esta es una de las conferencias convocadas por quienes practican Medicina Alternativa. Fui presentado a uno de los Secretarios Científicos del NIH, Dr. Edmund Sargent Copeland, que fue invitado para evaluar la conferencia. Luego de mi exposición acerca de la función de la histamina como el mayor regulador del agua en el cuerpo, él me preguntó muy amablemente sobre como podía hacer para que mis observaciones fuesen evaluadas. Le envié la mayoría de mis publicaciones. Nos reunimos en sus oficinas en el NIH. Hizo los mayores esfuerzos para que el Director del Programa me invitara a sus conferencias para hablar ante a sus miembros. La invitación nunca llegó.

Es obvio que mis observaciones constituyen una amenaza para algunos de los enfoques del NIH sobre la investigación médica. Naturalmente, no se podía permitir que mis opiniones fueran conocidas dentro del NIH. Pretenden que, como un autómata, presente mis hallazgos de tal manera que ellos puedan aceptarlos. Esa es la forma en que trabajan.

He tratado de brindarles información detallada acerca de los esfuerzos para ponerme en contacto con quienes tienen la responsabilidad del país respecto a las cuestiones de la salud y quienes, en definitiva, trabajan para usted. Como habrán observado, ellos han elegido la forma de conducir la salud en su propio beneficio, haciendo lo de siempre. Queda claro que a las instituciones que utilizan sus impuestos y buena parte de los ingresos que gana con tanto esfuerzo, no les interesa una pizca ni su salud ni su bienestar. Es obvio que aquellos que se supone están en la búsqueda de soluciones son los promotores de sus problemas. A partir de aquí, quienes lean la información contenida en este libro, deberán convertirse en las fuerzas que promuevan la transformación del sistema del cuidado de la salud en Norte América.

Obviamente, los fondos para realizar la evaluación del agua como medicina natural parecerían no estar disponibles de inmediato. Además, aunque los fondos estuviesen disponibles, la investigación sobre el tema no es lo suficientemente atractiva para las Universidades y centros de investigación nacionalmente reconocidos. Además, es

*necesario poder exhibir a otros las respuestas de los pacientes respecto
del agua como medicina natural para tratar las enfermedades producidas por la deshidratación crónica. También es fundamental convencer a los médicos clínicos dentro del sistema de salud que cambien
el enfoque de sus tratamientos. Los estudiantes en las Escuelas de
Medicina no reciben ninguna instrucción vinculada con la gran cantidad de funciones que cumple el agua en el cuerpo humano.*

Desde mi punto de vista, necesitaremos muchas observaciones
"simples y directas", como aquellas contenidas en las cartas que
se publican en este libro, para informar sobre sus hallazgos antes
que las corrientes de médicos practicantes abandonen sus
métodos de tratamiento. Lo que utilizan actualmente solamente
se refiere a la promoción de productos químicos. Las pruebas que
realizan están diseñadas solamente para la evaluación de un producto químico frente a otro, con una substancia menos conocida.
Esta particular metodología no es aplicable a la evaluación
clínica de los "desórdenes por deficiencia", en este caso los
efectos del agua en la variedad de enfermedades, producidas por
la deshidratación.

Los estados fisiológicos del cuerpo de cada individuo determinan los síntomas iniciales y sus complicaciones producidas por
la deshidratación. Esta es la razón por la cual esos síntomas que
producen estados de deshidratación, tradicionalmente han sido
etiquetados como distintas formas de enfermedad. Cuando avance
en la lectura de este libro, entenderá lo que estoy diciendo. También podrá leer algunas cartas cuyos autores tuvieron más de una
de las tempranas señales de las recientemente reconocidas como
producidas por la falta de agua en el cuerpo.

Estamos ahora en la alborada de una nueva era en la ciencia
médica. "La escasez crónica de agua en el cuerpo es la mayor
causa de las enfermedades." El cuerpo originalmente se diseñó de
una forma tan completa que usted ni siquiera se lo puede imaginar. Si no hemos sabido como mantenerlo hasta ahora, ha sido
por nuestra propia culpa. ¿No nos hemos detenido a pensar, si el
cuerpo está compuesto en un alto porcentaje de agua, donde
obtendrá la que necesita si no la bebemos sobre bases regulares?
Ahora sabemos cuando tenemos necesidad de ella. Debemos
basarnos en esta información. El beberla no es algo personal. No

hay una agenda secreta para su promoción. Si usted comparte esta información con sus seres queridos, todos se beneficiarán.

En la actualidad este libro es la única fuente con información fácil de leer y entender sobre la deshidratación crónica. Deberá leerlo algunas veces y comprender la importancia e indispensable necesidad del agua en el cuerpo humano. Si usted hace esto, también se sentirá mejor y sanará de sus males. En este libro, también aprenderá que "líquidos" y "agua" no necesariamente significan lo mismo. Aprenderá sobre los efectos perjudiciales de las gaseosas dietéticas.

Si a usted le parece que la información del libro es útil, por favor, levante su voz y llore contra el obscuro y feo lado de la medicina y la forma como se la practica actualmente. Los médicos se supone que curan. Ellos han prestado un juramento de servir a la humanidad. Es una realidad que "El negocio de América son los negocios," pero mis colegas con orientación de negocios no tienen ningún derecho a obstruir el simple mensaje de "usted no está enfermo, está sediento" y que esto llegue a la mayor cantidad de personas. Para ellos, no es ningún negocio convertir al dolor y el sufrimiento de su ocasional paciente en una práctica comercial acumulativa que hemos advertido en el pasado reciente.

Humildemente reconozco que no todos los médicos ponen por delante sus propios intereses ante aquellos que buscan su honesto asesoramiento. Solamente necesita darle una mirada al número de médicos en la corta lista de revisiones del libro, para ver éste hecho. Solamente una pequeña minoría, desafortunadamente en posiciones de dirigir que no han disipado una mala sombra sobre nuestra sagrada profesión. No obstante, "cuando la luz llega, la obscuridad tiene que irse." Cuando la gente comience a entender que el agua en sí misma es el mejor remedio natural en muchas enfermedades del cuerpo, la oveja negra, en la sagrada profesión médica, deberá hacer sus negocios en otra parte.

Tradicionalmente, los médicos han sido pensadores y filósofos. Recientemente se han visto forzados a memorizar información predigerida para poder ingresar al curriculum en hospitales que enseñan. En realidad, los libros son creados para almacenar información y el cerebro está diseñado para "pensar". Una vez que nos liberamos de la pesada carga del tener que recordar tanta desinformación, generada alrededor de enfermedades que son complicaciones de la deshidratación crónica, los nuevos médicos se convertirán nuevamente en eruditos y pensadores. Ese es el momento en que sus dichos serán verdaderamente respetados y su valor será el de su peso en oro, no menos que la escala de honorarios de los cirujanos.

Con la esperanza de una brillante nueva era en medicina, le deseo a los lectores de este libro suerte por la indispensable parte que se necesita para transformar la presente estructura de la medicina. Cada carta que aparece publicada en el libro constituye una muestra de lo que el "agua en medicina" puede hacer a millones que presentan manifestaciones exteriores por la deshidratación crónica. Los arrogantes e ignorantes que practican medicina denominarán a estas cartas como "anecdóticas" y las dejarán de lado. Infinitamente mayor será el número de aquellos que tienen conectados los ojos al cerebro y que reconocerán en cada una de ellas la nueva verdad, "usted no está enfermo, está sediento", esto proclamará el fin *de la presente confusión médica contra el público.*

Se pretende que este libro sea leído como una "novela" sobre la relación íntima que hay entre el agua y el cuerpo humano. No ha sido concebido para dar golpes y por esa razón no tiene un índice.

Deseo agradecer a mi esposa Kiopo por su apoyo e incondicional ayuda.

Deseo agradecer asimismo al Coronel Robert T. Sanders por sus incansables esfuerzos en los últimos cinco años en adoptar mis observaciones sobre la deshidratación crónica y hacerlas escuchar a gente que él piensa, puedan querer ayudar a su difusión.

También quiero agradecer a todos los que me han apoyado en forma extraordinaria y dado ánimos para continuar y no sentirme cansado. Finalmente, quiero agradecer a la Sra. Dorothy Heindel por la edición de todos mis manuscritos y libros.

F. BATMANGHELIDJ, M. D.
Febrero 1995

LOS MUCHOS CLAMORES DE SU CUERPO POR EL AGUA

INTRODUCCIÓN

NO TRATE LA SED CON MEDICINAS

Los significativos problemas que tenemos no pueden ser solucionados en el mismo nivel de pensamiento con el que los hemos creado.
—ALBERT EINSTEIN

En diciembre de 1990, el Dr. Louis Sullivan, Secretario de Salud y Servicios Humanos, informó sobre un incremento del 11% en el costo de proveer cuidados de salud a la nación. Este costo se estima que alcanzará US$1.6 trillónes en el año 2000 y consumirá el 28% del Producto Bruto Nacional (PBN) para el año 2010, si se permite continuar con las presentes tendencias.

El Periódico The Washington Post, en uno de sus recientes análisis sobre el cuidado de la salud ha estimado que en 1994 los costos del cuidado de la salud alcanzarían US$1,029.6 billones. De esta cantidad, US$934.8 mil millones son los costos del cuidado de la salud a cargo del público. El gobierno federal solamente se responsabiliza por un gasto de US$94.8 mil millones. Asimismo, este gasto enorme debe pagar impuestos sobre los ingresos gravables para los 9.5 millones de personas empleadas actualmente en el sistema del cuidado de la salud en América. Es claro que el gobierno prefiere ganar con los aumentos de costos en el cuidado de salud de la nación. Así, existe un conflicto de intereses entre las necesidades del público y la intención del gobierno para preservar la base de sus ingresos.

Sobre la base de este entendido, podemos ver porqué el gobierno no estaría interesado en tomar las medidas necesarias para reducir los costos del cuidado de la salud de la población americana, a pesar que ellos actualmente están enterados sobre el origen del problema. Es obvio que la gente es responsable por su propia salud. Se tienen que proteger de las orientaciones comerciales de los operadores de la salud y del gobierno que desea mantener los costos del cuidado de la salud en sus niveles actuales.

Como podrá observar, la crisis en el cuidado de la salud en América llevará a la quiebra a la nación si se permite la continuidad de las presentes tendencias. No está causada por la forma en que se la hace funcionar. Tampoco su resultado se debe completamente a la codicia al poner los costos. Es causada por un error primitivo en la premisa básica en la ciencia de la fisiología que es la base de todo conocimiento médico y científico del cuerpo humano. ¡Está causada porque tanto el público como los profesionales aún no saben cuando el cuerpo humano está sediento por agua!

Esta situación no necesita mantenerse, o transformarse en algo tan desesperado como aparenta. Las extensas observaciones clínicas sobre el dolor por "dispepsia" e investigación evaluativa en la fisiología de los dolores crónicos, muestran que simplemente una solución fundamental al problema del cuidado de la salud de la nación está disponible. Lo hermoso de esta solución se debe a que está íntegramente basada en la ciencia. Incluye un entendimiento fisiológico del cuerpo humano. La nueva información sobre el cuerpo humano, como se habrá imaginado por el título del libro, es la siguiente.

CAPÍTULO 1

POR QUE LA "MEDICINA" NO CURA LAS ENFERMEDADES

Los Profesionales de la medicina en la actualidad no entienden la función vital del agua en el cuerpo humano.

Las medicinas son paliativos. No han sido diseñadas para curar las enfermedades degenerativas del cuerpo humano.

En este libro, discutiremos el papel del agua en el cuerpo y cómo una breve comprensión de este tema puede transformar las necesidades en cuanto al tema de los cuidados de salud de nuestra sociedad. Aprenderemos como la medicina preventiva puede convertirse en la principal forma de enfocar los cuidados de la salud en cualquier sociedad. En este libro y en las discusiones que aparecen a continuación el héroe es el agua. Miraremos cada explicación con la visión que el agua es la substancia primaria y agente líder en la rutina de eventos que suceden en el cuerpo humano. Teniendo en mente la función primaria del agua, observaremos algunas clases de enfermedades. También se discutirá el papel faltante del agua en situaciones fisiológicas que llegarán a ser, eventualmente, las características de la enfermedad.

En las "enfermedades" que discutiremos, el posible papel inicial de los desarreglos en el metabolismo del agua deberemos excluirlos antes de asumir que los mismos pueden haber sido causados por otros procesos. *Este es el verdadero significado de la forma de enfrentar preventivamente a los cuidados de salud.* Debemos excluir en primer lugar las causas más simples para la emergencia de la enfermedad del cuerpo y luego pensar en lo más complicado. *La simple verdad es que la deshidratación puede causar enfermedades.* Todos saben que el agua es "buena" para el cuerpo. Parecería que no saben cuán esencial es para el bienestar de uno mismo. *No saben lo que acontece al cuerpo si no recibe diariamente la cantidad necesaria de agua.* Luego que este corto libro haya sido leído tendrá una comprensión más clara sobre este asunto.

La solución para la prevención y el tratamiento de enfermedades producidas por la deshidratación es el beber agua regularmente. Esto es lo que definiremos en este libro. Discutiremos el porqué en la mayoría de los casos las afecciones que se mencionarán deberán ser vistas como desórdenes producidos por la deshidratación. Si, por beber una pequeña cantidad adicional de agua a la que normalmente bebe todos los días usted puede mejorarse, no necesitará preocuparse. Deberá buscar ayuda profesional si el ajuste a las necesidades dietéticas de su cuerpo no ayudan y el problema médico continúa perturbándolo. Aquí se ofrece el conocimiento necesario para la prevención de las enfermedades y la curación de enfermedades producidas por la deshidratación.

Al final del libro, cuando la relación entre la deshidratación crónica y el surgimiento de enfermedades sea comprendida por el lector, se proveerá información sobre los necesarios ajustes a la cantidad de agua que diariamente debe beberse y la dieta complementaria para prevenir "enfermedades de la deshidratación" o *también como curarlas,* si una irreversible situación todavía no se ha desarrollado.

LO BÁSICO

Cuando el cuerpo humano se desarrolló a partir de especies que nacieron en el agua, la misma dependencia en las propiedades del agua se heredaron. El papel del agua en sí misma en el cuerpo de los seres vivientes, seres humanos incluidos, no ha cambiado desde la primera creación de vida en el agua salada y su adaptación subsiguiente al agua dulce.

Cuando la vida en la tierra llegó a ser un objetivo para el desarrollo, más allá de la vecindad inmediata al abastecimiento de agua (incluyendo la vida de los anfibios) la aventura estresante detrás de las fronteras conocidas, un sistema gradualmente refinado para la conservación de agua en el cuerpo se tuvo que crear para el desarrollo de las especies. Este proceso de adaptación temporaria a la deshidratación transitoria llegó a ser heredada como un mecanismo en el cuerpo humano y es ahora la infraestructura para todos los sistemas operativos dentro del cuerpo del hombre moderno.

Para las especies acuáticas que inicialmente habitaron el planeta, la aventura más allá de sus fronteras conocidas, producían una gran tensión, porque podían secarse totalmente. Esa tensión establecería una fisiología dominante para administrar el agua durante las crisis. En los estresados seres humanos actuales, exactamente la misma traslación y fisiología en la administración durante las crisis de falta de agua fue establecida. El proceso primariamente determina un estricto racionamiento de las "reservas" de agua que hay en el cuerpo. Es aceptado que las reservas de agua para las necesidades inmediatas del cuerpo serán limitadas. La administración de las reservas disponibles de agua en el cuerpo es responsabilidad de un sistema complejo.

Este complejo proceso de racionamiento y distribución se mantendrá funcionando hasta que el cuerpo reciba inconfundibles señales de haber accedido a niveles adecuados de agua. Desde que *cada función del cuerpo está monitoreada y adherida al flujo de agua,* "la administración del agua" es la única forma de asegurarse que cantidades adecuadas y el transporte de los nutrientes primero lleguen a los órganos vitales que deberán confrontar y resolver con cualquier nueva "tensión." Este mecanismo se hace más y más necesario para la supervivencia frente a los enemigos naturales y depredadores. Es el último sistema operativo para la supervivencia en situaciones de *pelea o huída.* Es el mecanismo operativo en ambientes competitivos de la vida moderna en sociedad.

Uno de los inevitables procesos, durante la fase de racionar el agua del cuerpo, es la completa crueldad con que algunas funciones son monitoreadas, a los efectos de que una estructura no reciba más que su predeterminada cantidad de agua. Esto es así para todos los órganos del cuerpo. Dentro del sistema del racionamiento de agua, la función cerebral tiene absoluta prioridad sobre todos los demás sistemas, el cerebro es el 1/50 del total del peso del cuerpo, pero solamente recibe 18-20% de la circulación de sangre. Cuando los "maestros de la ración" a cargo de la regulación y distribución de las reservas de agua del cuerpo se ponen cada vez más activos, ellos también emiten sus propias señales de alarma para mostrar que el área cuestionada está escasa de agua, muy parecido al radiador de un auto que larga vapor cuando el sistema de enfriamiento no funciona adecuadamente con relación al intenso trabajo del auto.

En sociedades avanzadas, pensar que el té, café, alcohol y bebidas manufacturadas son deseados substitutos del agua natural pura que necesita diariamente el "estresado" cuerpo, es un elemental pero catastrófico error. Es verdad que esas bebidas contienen agua, pero las demás cosas que contienen son agentes deshidratantes. ¡Ellas se liberan del agua en la que están disueltas junto con las reservas de agua del cuerpo! Hoy, el estilo moderno de vida hace que la gente sea dependiente a toda clase de bebidas manufacturadas. A los niños no se les enseña a beber agua, se convierten en adictos a las gaseosas y los jugos. Esta es una auto-restricción al agua que necesita el cuerpo. Generalmente, no es posible beber bebidas manufacturadas para reemplazar totalmente al agua que necesita el cuerpo. Al mismo tiempo, una cultivada preferencia por el sabor de esas gaseosas automáticamente reducirá la necesidad de beber agua cuando las gaseosas no estén disponibles.

Actualmente, los practicantes de la medicina no conocen la gran cantidad de funciones químicas que produce el agua en el cuerpo. Debido a que la deshidratación, eventualmente, es la causa de la pérdida de algunas funciones, las variadas y sofisticadas señales enviadas por los operadores de los programas de racionamiento del agua en el cuerpo durante severas y duraderas deshidrataciones, han sido traducidas como indicadores de enfermedades desconocidas del cuerpo. *Este es el error básico por el que se ha desviado la medicina. No le ha permitido a los que practican medicina estar habilitados a tomar medidas preventivas o el simple hecho de ofrecer simples curas fisiológicas para algunas de las más graves enfermedades en los seres humanos.*

Con la aparición de esas señales, el cuerpo debe ser provisto de agua para que su sistema de racionamiento lo pueda distribuir. Sin embargo, a los practicantes de la medicina se les ha enseñado a *"silenciar"* esas señales con productos químicos. Por supuesto que ellos no entendienden el significado de esas señales, cayendo en el más grueso de los errores. Las varias señales producidas por los distribuidores del agua son indicadores de *sed regional* y sequedad del cuerpo. En los comienzos, esos síntomas pueden ser aliviados incrementando la ingestión de agua, pero han preferido el uso de productos químicos comerciales hasta que la patología pueda ser establecida y nazcan las enfermedades. Es infortunado que este error se continúe junto con más y más químicos para tratar otros síntomas que se desarrollen y las complicaciones de la deshidratación sean inevitables y luego el paciente muere. ¿La ironía? Ellos dicen que el paciente murió por la enfermedad. ¡Que forma de liberar sus conciencias!

El error de silenciar las diferentes señales, dadas por la escasez de agua en el cuerpo con productos químicos, provoca inmediatamente un detrimento en las células del cuerpo de la persona a la que se está tratando. Las señales establecidas que se producen por la deshidratación crónica también producen un daño permanente con impacto en los descendientes inmediatos de esa persona.

Tengo el placer de traer a su atención conocimientos avanzados en medicina que pueden beneficiar a cada persona que pueda caer enferma, especialmente los ancianos.

Brevemente, mi cambio de paradigma en las ciencias humanas básicas aplicadas basadas en la fisiología, establecerán una forma de acercarse a futuras investigaciones y simplificarán la práctica de la medicina en todo el mundo. El inmediato resultado de este cambio de paradigma será ventajoso para la salud del público. Expondrá el entendimiento a las nuevas señales de la deshidratación en el cuerpo humano. También reducirá el costo de enfermarse.

EL PARADIGMA QUE DEBE CAMBIAR

¿Qué es un paradigma y cómo cambia? Un *paradigma* (paradime) es la comprensión básica por la cual un nuevo conocimiento es generado. Un ejemplo, la antigua concepción aseguraba que la Tierra era plana. Ahora se sabe que es una esfera. La redondez de la Tierra es el paradigma básico para el diseño de todos los mapas, globos terráqueos, el reconocimiento de estrellas en el cielo y los cálculos para viajes espaciales.

Así, el antiguo paradigma de creer que la Tierra era plana, era totalmente inexacto. Siendo la comprensión correcta el entender que la Tierra es como una esfera, es lo que ha hecho posible el avance en muchos campos de la ciencia. El aceptar ese cambio de paradigma y la transformación que lo produjo no ocurrió fácilmente. La adopción de un paradigma nuevo, fundamentalmente significativo en la ciencia de la medicina es más difícil, aunque sus resultados sean sumamente deseables y necesitados desesperadamente por la sociedad.

LA FUENTE DEL ERROR EN MEDICINA

El cuerpo humano se compone de 25 por ciento de materia sólida (solutos) y 75 por ciento de agua (el solvente). Se dice que el tejido del cerebro consiste en un 85 por ciento de agua. Cuando la fase de la indagación sobre el trabajo del cuerpo comenzó, debido a que los parámetros científicos y un conocimiento muy amplio de la química estaban bien establecidos, llegó a ser automática la suposición de que los mismos conocimientos que se desarrollaron dentro de la química aplicada, fuesen similares a la composición soluble del cuerpo.

Se aceptaba por lo tanto, que la composición soluble fuese el reactivo regulador de todas las funciones del cuerpo. En el comienzo de la investigación sobre el cuerpo humano, el contenido de agua se lo aceptaba actuando sólo como solvente, llenaba espacios y como un medio de transporte, las mismas observaciones que fueron generadas observando los tubos de ensayos en los experimentos químicos. Ninguna otra propiedad funcional se le atribuyó a los materiales solventes. La comprensión básica en la actual medicina "científica", que se ha heredado de un programa educacional establecido al principio de los estudios sistemáticos también considera a los solubles como reguladores y al agua solamente como solvente y un medio de transporte de materias en el cuerpo. El cuerpo humano es actualmente considerado como un gran "tubo de ensayo" lleno de sólidos de distinta naturaleza y al agua del cuerpo como un insignificante químico que sirve de "material de empaque".

En ciencias, se ha aceptado que son los solubles (substancias que se disuelven o son llevadas en el cuerpo) los que regulan todas las actividades del cuerpo. Esto incluye la regulación del agua que se bebe (el solvente) lo cual es asumido como bien regulada. ¡Se presume, debido a que el agua está libremente disponible y no se tiene que pagar por ella, que el cuerpo no tiene ninguna preocupación por su falta debido a que siempre está disponible!

Bajo esta errónea suposición, todas las investigaciones aplicadas sobre los humanos, se han dirigido hacia la identificación de una substancia "particular" que pueda ser la responsable de causar una enfermedad. Por lo tanto, todas las posibles fluctuaciones y la variación de cambios elementales se han probado sin una solución bien definida a un solo problema de la enfermedad. Por consiguiente, todos los tratamientos son paliativos y ninguno parece ser curativo (con excepción de infecciones bacterianas y el uso de antibióticos). La hipertensión generalmente no se cura; es tratada durante toda la vida de una persona. El asma no se *cura*; los inhalantes son los compañeros constantes de los que la sufren. La úlcera péptica no se *cura*, los antiácidos tienen que estar cerca todo el tiempo. La alergia no se *cura*; la víctima será siempre dependiente de los remedios. La artritis no se cura, eventualmente quedará lisiado, etcétera.

Basado en esta suposición preliminar del papel del agua, se ha hecho una costumbre considerar la "boca seca" como una señal y la sensación de necesidad de agua en el cuerpo y se asume además que está bien regulada si la sensación de "boca seca" no está presente, posiblemente porque la substancia agua es abundante y libre. *Esta es una visión absurdamente errónea generada en la confusión de la medicina y enteramente responsable por la falta de éxito para encontrar las soluciones preventivas permanentes a las emergencias provocadas por las enfermedades del cuerpo a pesar de lo costoso de las investigaciones.*

He publicado una cantidad de observaciones clínicas cuando traté más de 3.000 pacientes que sufrían de úlceras pépticas, solamente con agua. Descubrí que por primera vez en medicina esta "clásica enfermedad" del cuerpo responde en sí misma, al agua. Clínicamente, se hizo obvio que los síntomas de esta enfermedad demuestran ser una enfermedad de la "sed". Bajo las mismas condiciones ambientales y clínicas, otras enfermedades aparentan responder al agua. Extensas investigaciones han probado mis observaciones clínicas, en las que el cuerpo tiene variadas y sofisticadas señales de falta de agua, señales de un sistema integrado durante la regulación del agua disponible durante la deshidratación.

La combinación de mi literatura sobre investigaciones clínicas han mostrado que el paradigma que, hasta ahora, gobierna todas las investigaciones aplicadas a los seres humanos, se debe cambiar si deseamos vencer "la enfermedad." Se ha aclarado que la práctica de la medicina clínica se basa en una suposición *falsa* y una premisa *inexacta*. De otro modo, ¿cómo un sistema que da señales sobre el desorden del metabolismo por falta de agua, puede ser tan descaradamente ignorado por tanto tiempo? Actualmente, la "boca seca" es la *única* señal aceptada sobre la deshidratación del cuerpo. Como lo he explicado, esta señal es el *último* signo exterior de la deshidratación *extrema*. *El daño ocurre en un nivel de deshidratación persistente que no demuestra necesariamente la señal de una "boca seca".* Los primeros investigadores se deben haber dado cuenta de eso, que para facilitar el acto de mascar y tragar los alimentos, la saliva se produce aunque el resto del cuerpo esté comparativamente deshidratado.

Naturalmente, la deshidratación crónica del cuerpo significa la persistente escasez de agua que ha llegado a ser establecida por algún tiempo. Como cualquier otra deficiencia, la de vitamina C en el escorbuto, la de vitamina B en el beri-beri, la de hierro en la anemia, la de vitamina D en el raquitismo, o la que a usted se le ocurra, el método de tratamiento más eficiente de los desórdenes asociados está en suplir los ingredientes perdidos. Por consiguiente, si comenzamos a reconocer los factores que incrementan las complicaciones de la salud por la deshidratación crónica, su prevención, e incluso la temprana curación, se hace algo muy sencillo.

Aunque mis observaciones científicas en medicina fuesen revisadas por mis pares, antes que yo presentara mi información sobre el cambio del paradigma como un disertante invitado en una conferencia internacional sobre el cáncer en 1987, la carta del Dr.Barry Kendler que aparece en la página 12 (incluída con su amable autorización) confirma la validez de mis conclusiones científicas en la *deshidratación crónica como un productor de enfermedades*. Como usted podrá ver, también estudió algunas de las importantes referencias a las que me he referido para explicar que la deshidratación crónica como la causa principal de la mayoría de las enfermedades degenerativas del cuerpo humano; las enfermedades cuyas causas no eran muy claras hasta ahora. Refiriéndose a algún libro de texto médico, usted podrá leer mil páginas de palabrería, pero llegado el momento de dar razones para explicar las mayores enfermedades del cuerpo humano, las explicaciones en *todos* los casos es breve y uniforme: ¡"Etiología desconocida!"

Manhattan College
College of Mount St. Vincent

Riverdale, New York 10471

(212) 549-8000

DEPARTMENT OF BIOLOGY

COLLEGE OF MOUNT, ST. VINCENT CAMPUS

20 de junio de 1994

F. Batmanghelidj, M.D.

2146 Kings Garden Way

Falls Church, VA 22043

Estimado Dr. Batmanghelidj:

He tenido la oportunidad de leer algunas de sus publicaciones con relación al significado de la hidratación adecuada y el papel de la deshidratación crónica en la etiología de las enfermedades.

Mientras examinaba ese material, cuidadosamente revisé muchas de las referencias citadas por usted, especialmente esas en su trabajo publicado en la Investigación Anti-cáncer (1987:7:971) y en su trabajo subsiguiente que está en el Volumen 1 de Ciencia en la Medicina Simplificada.

Pude verificar que cada una de las referencias han sido usadas apropiadamente para sustentar su hipótesis del cambio del paradigma, de uno basado en ser sólo una solución a otro que garantiza ser una base soluble del metabolismo.

He concluído, sobre la base de estudiar su concepto revolucionario, que su implementación por profesionales de cuidado de salud y por el público en general, ciertamente tendrá un enorme impacto positivo, tanto en el bienestar como en la economía del cuidado de la salud. Por consiguiente, haré todo lo que pueda para hacer que el público vea la importancia de sus hallazgos.

Atentamente

Barry S. Kendler, Ph. D.
Associate Profesor of Biology
Manhattan College
Adjunct Faculty Member
Graduate Nutrition Program
New York Medical College

CAPÍTULO 2

EL NUEVO PARADIGMA

"Una verdad científica nueva no es usualmente presentada para convencer de alguna manera a sus adversarios. A cambio, ellos mueren lentamente y una nueva generación se familiariza con la verdad desde el comienzo."
—MAX PLANCK

La nueva verdad científica y nivel de *pensamiento* sobre el cuerpo humano, que servirá a los que practiquen la medicina preventiva para ellos mismos es la siguiente: el solvente (el contenido de agua), es el que regula todas las funciones del cuerpo, incluyendo la actividad de todos los solubles (los sólidos) que se disuelven en él. Los disturbios que se producen en el metabolismo del agua en el cuerpo (el metabolismo del solvente) producen una variedad de señales indicando un disturbio del "sistema" en las funciones particulares asociadas con el suministro de agua y la regulación de su racionamiento.

Déjeme repetirlo: cada función del cuerpo esta monitoreada y fijada al eficiente flujo de agua. "La distribución de agua" es la única forma de asegurarse que no solamente hay una adecuada cantidad de agua, sino que las substancias que transporta (hormonas, mensajeros químicos y nutrientes) lleguen a los órganos vitales. A su vez, cada órgano que produzca una substancia, que deba estar disponible para el resto del cuerpo monitoreará su propio ritmo y estándar de producción y las liberará al "flujo de agua", en concordancia a los constantes cambios de cuotas establecidas por el cerebro. Una vez que el agua llega a las zonas "secas" también ejerce sus otras funciones vitales, tanto físicas como químicas.

Dentro de este panorama, el beber agua y su prioritaria distribución alcanzan una importancia suprema. El regulador sistema neurotransmisor (histamina y sus agentes subordinados) incrementan su actividad durante la regulación de los requisitos hídricos del cuerpo. Sus acciones no deben ser continuamente bloqueadas con el uso de medicamentos. Su propósito debe entenderse y ser satisfecho bebiendo más agua. Hice las mismas observaciones a un grupo de científicos que de todas partes del mundo se reunieron en Montecarlo en 1989 en una Conferencia sobre Inflamaciones, Analgésicos y Moduladores de la Inmunidad.

El nuevo paradigma permite la incorporación de la *"cuarta dimensión del tiempo"* en la investigación científica. Facilitará el entendimiento de los efectos dañinos de la deshidratación persistente y contínua, incrementada durante cualquier periodo de tiempo. Permitirá predecir los eventos fisiológicos que conducen a distintos tipos de enfermedades cuando se llega a una avanzada edad, incluyendo aquellas que en el presente se atribuyen a desórdenes genéticos. Transformará lo que en el presente son "tiros en la obscuridad para tratar los síntomas", formas estas de la práctica médica dentro de las científicamente precisas artes **médicas** y hará posible los preventivos diagnósticos. Hará que la salud sea excelente y reducirá los costos a las personas y cualquier sociedad que fomente su difusión.

Desde el momento en que la escasez de agua en las diferentes partes del cuerpo producen manifestaciones de síntomas variados, señales y complicaciones ahora denominadas enfermedades, la gente puede pensar que el agua no puede ser ofrecida como una solución natural. ¿El agua cura tantas enfermedades? ¡De ninguna manera!

Hablando así, cierran sus mentes a nuevas posibilidades de prevenir y posiblemente curar tantas "enfermedades" producidas por la deshidratación. No se les ocurre que el único remedio para situaciones que aparecen cuando el cuerpo comienza a deshidratarse es agua y nada más. Varios testimonios que aparecen en diferentes secciones de este libro abrirán los ojos de los escépticos al hecho de que el gran descubrimiento para la salud de todos los tiempos es que el agua es el remedio natural para una gran variedad de problemas de salud.

LA REGULACIÓN DEL AGUA EN DIFERENTES ETAPAS DE LA VIDA

Hay básicamente tres etapas sobre la regulación del agua en el cuerpo, en las diferentes fases de la vida. Una, el período de vida del feto en el útero de la madre (Izquierda de B en la Figura 1). Dos, la fase del crecimiento hasta que la máxima altura y ancho se hayan logrado (aproximadamente entre los 18 y 25 años de edad). Tres, la fase de la vida desde el máximo del crecimiento hasta el fallecimiento de la persona. Durante la etapa intra-uterina de expansión celular, el agua para el crecimiento celular del niño debe ser proporcionada por la madre. Sin embargo, el sistema transmisor para la ingestión de agua aparenta ser producido por el tejido fetal, pero registra su efecto en la madre. El primer indicador de la necesidad de agua en el feto y la madre, aparenta ser el malestar por las mañanas en las fases tempranas del embarazo. *El malestar que por las mañanas sufre la madre es una indicación de sed, tanto del feto como de la madre.*

DEBE SER CLARAMENTE ENTENDIDO

Actualmente resulta obvio que *debido a la falta gradual de la sensación de sed*, nuestro cuerpo de a poco se convierte en algo crónico y progresivamente deshidratado, desde los comienzos de la edad adulta. Con el aumento de edad, el contenido de agua en las células del cuerpo disminuye hasta el punto que la relación que hay entre el volumen de agua que hay dentro de las células con la que hay fuera de ellas cambia del 1.1 y llega casi al 0.8 (ver figura 2). Esto constituye un cambio muy drástico. Desde que el "agua" que bebemos mantiene el funcionamiento celular y los

Regulación del agua en diferentes etapas de la vida

El Agua del Cuerpo y la Edad

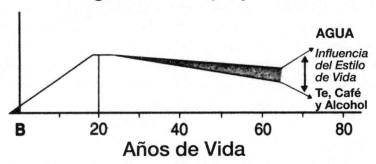

Agua bebida y sensaciones de sed

Figura 1: *Existen básicamente tres etapas en la regulación del agua en el cuerpo en las diferentes fases de la vida.*

Una, la etapa en la vida del feto en el útero de la madre (a la izquierda del B en el diagrama).

Dos, la fase de crecimiento hasta que la máxima altura y ancho es alcanzada (aproximadamente entre las edades de 18 a 25).

Tres, la estapa de la vida apartir del máximo crecimiento hasta el fallecimiento de la persona. Durante la etapa intrauterina de expansión celular, el agua para el crecimiento del niño debe ser provista por la madre.

volúmenes requeridos, la disminución en la cantidad diaria ingerida afecta la eficiencia de la actividad celular. Es la razón de la pérdida de volumen de agua dentro de las células del cuerpo. Como resultado, la deshidratación crónica causa síntomas que parecen enfermedades cuando la variedad de señales de emergencia producidas por la deshidratación, no son entendidas. Como puede ver, esos clamores urgentes del cuerpo por agua son tratados como anormales y enfrentados con el uso de medicamentos.

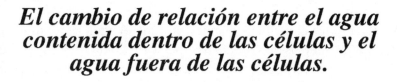

El cambio de relación entre el agua contenida dentro de las células y el agua fuera de las células.

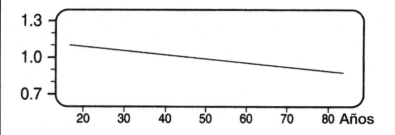

Figura 2: *Una perdida gradual y constante de sensación de sed e insuficiencia en beber agua alterarán la relación entre la cantidad de agua contenida en las células y el volumen de agua mantenido fuera de las células en el cuerpo. El agua que bebemos mantendrá el volumen celular balanceado y la sal que ingerimos mantendrá el volumen del agua que se almacena fuera de las células y en circulación.*

El cuerpo humano puede estar deshidratado a pesar de que exista abundante cantidad de agua disponible. *Los seres humanos aparentan perder la sensación de sed y la crítica percepción de nece-*

sitar agua. Al no reconocer su necesidad de beberla, ellos se transforman gradual, progresiva y crónicamente en cuerpos deshidratados, aumentando este factor con la edad. (Ver figuras 1 y 2)

Mayor confusión se encuentra en la idea por la cual cuando estamos sedientos, podemos sustituir al agua con té, café o bebidas con alcohol. Como podrá ver, este es un error muy común.

La "boca seca" es la última señal que indica deshidratación. El cuerpo puede sufrir de deshidratación igualmente cuando la boca se encuentre bien húmeda. Peor aún, en los ancianos, la boca puede verse como algo obviamente seco y la sed puede no ser advertida ni satisfecha.

EL AGUA TIENE OTRAS IMPORTANTES PROPIEDADES

Investigaciones científicas demuestran que el agua tiene muchas propiedades además de ser el "solvente" y un medio de transporte. No haberle prestado atención a las demás propiedades del agua, en la regulación de las diferentes funciones en el cuerpo, ha producido lamentables confusiones que son la infraestructura de lo que llamamos moderna medicina basada en la ciencia.

- El agua ha establecido firmemente una función *hidrolítica* en todos los aspectos del metabolismo del cuerpo, reacciones químicas que dependen del agua (hidrólisis), similar a los poderes químicos del agua que hacen que una semilla crezca y produzca una nueva planta o árbol: **el poder del agua que es utilizado en la química de la vida.**
- En la membrana de la célula: la circulación del agua por ósmosis a través de la membrana puede generar *energía "hidroeléctrica"* (voltaje) que es convertida y almacenada en los pozos de energía en forma de ATP y GTP, dos sistemas vitales de batería celular. ATP y GTP son fuentes químicas para los recursos energéticos del cuerpo. La energía generada por el agua es utilizada en la producción de ATP y GTP. Esas partículas son utilizadas como "flujo de fondos" en intercambios elementales, particularmente en la neurotransmisión.

- El agua también forma una estructura particular, con un diseño y forma que aparenta ser utilizado como el *material adhesivo* en la arquitectura celular. Como la goma de pegar, pega las estructuras sólidas de las membranas celulares. Desarrolla la adherencia del "hielo" durante la mayor temperatura del cuerpo.

- Productos manufacturados en las células cerebrales son transportados por *"vías de agua"* a sus destinos en las terminales de los nervios, para ser utilizados en la transmisión de mensajes. Parecería que existen pequeñas vías de agua o micro arroyos a todo lo largo de los nervios donde "flotan" los materiales empaquetados a lo largo de las "guías," llamados, micro conductos. (Ver figura 3)

- *Las proteínas y enzimas del cuerpo funcionan más eficientemente en soluciones de baja viscosidad.* Esto es verdad en todos los receptores (puntos de recepción) en las membranas celulares. En soluciones de alta viscosidad (en estados de deshidratación), las proteínas y enzimas se hacen menos eficientes (posiblemente incluye el reconocimiento de la sed del cuerpo). Sigue a lo que regula el agua en sí misma en todas las funciones del cuerpo, incluyendo la actividad de todos los solubles que transporta. La nueva verdad científica, (cambio de paradigma) **"Agua, el solvente del cuerpo, regula todas las funciones, incluyendo la actividad de los solubles que disuelve y hace circular",** debe transformarse en la base de todo enfoque futuro a la investigación médica.

Cuando el cuerpo está deshidratado, además del establecimiento de una "fundamental" necesidad de beber agua, el racionamiento y sistema de distribución para el agua disponible en el cuerpo se pone en funcionamiento de acuerdo a predeterminadas prioridades de su programa, una forma de *administrar la sequía.*

Ahora, es científicamente claro que la *histamina* dirigida y operada por el sistema neurotransmisor se pone en funcionamiento y activa los sistemas subordinados a promover la necesidad de beber agua. Esos sistemas subordinados también redistribuyen la cantidad de agua en circulación o que pueda ser traída de otras áreas. Los sistemas subordinados emplean *vaso-presina*, *renina-angiotensina (RA)*, *prostaglandinas (PG)* y *quininas* como agentes intermediarios. Desde que *el cuerpo no tiene una reserva de agua de donde adquirirla*, opera con un sistema de distribución con prioridades para la cantidad de agua que esta disponible o que haya sido obtenida al beberla.

En las especies anfibias, se ha demostrado que las reservas de histamina y su proceso de regeneración están en los niveles mínimos. En las mismas especies, la producción de histamina se establece y se pronuncia cada vez que el animal está deshidratado. Se establece un incremento proporcionado en la producción y almacenamiento de la histamina neurotransmisora, para la regulación del racionamiento del agua disponible en animales deshidratados, administración de sequía.

La histamina y la subordinación del agua bebida, junto a los reguladores de la distribución, prostaglandinas, quininas y PAF (otro agente asociado a la histamina) también causan dolor cuando se cruzan con los nervios sensores en el cuerpo.

El anterior "cambio de visión" en medicina establece dos puntos principales que no habían sido tenidos en cuenta hasta ahora. Uno, que el cuerpo puede deshidratarse progresivamente mientras envejecemos. Al mismo tiempo, se *descarta la "boca seca" como el único indicador de un cuerpo sediento*. Dos, cuando la generación de la histamina neurotransmisora y sus reguladores de agua subordinados están excesivamente activos, al punto de causar alergias, asma y dolores crónicos en diferentes partes del cuerpo, *esos dolores deben ser traducidos como señales de sed, una variedad de señales de crisis, por la falta de agua en el cuerpo*. Este "cambio de paradigma" hará que ahora sea posible reconocer diferentes señales asociadas a la deshidratación general o local del cuerpo.

La adopción de este "cambio de visión" (nuevo paradigma) establece que los dolores crónicos del cuerpo que no pueden ser fácilmente explicados como lesiones o infecciones deben *primero y por sobre todo* ser interpretados como señales de una crónica falta de agua en la zona donde se registra el dolor, sed local. Esas

El sistema de transporte de agua de los nervios en el cuerpo

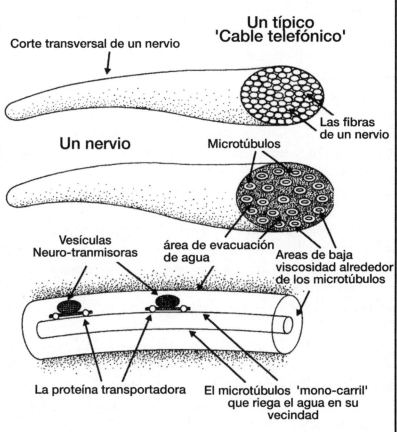

Un típico
'Cable telefónico'

Corte transversal de un nervio

Las fibras
de un nervio

Un nervio

Microtúbulos

Vesículas
Neuro-tranmisoras

área de evacuación
de agua

Areas de baja
viscosidad alrededor
de los microtúbulos

La proteína transportadora

El microtúbulos 'mono-carril'
que riega el agua en su
vecindad

Figura 3: *Esta es una presentación esquemática de una fibra nerviosa y el sistema de transporte acuático en todo el recorrido a través de microtúbulos que actúan como caños de drenaje y crean áreas de baja viscosidad al extraer agua de otras zonas cercanas.*

señales dolorosas deben en primer lugar ser consideradas y excluídas como indicadores primarios de la deshidratación del cuerpo antes que otros complicados procedimientos sean aplicados al paciente. *Dolores crónicos no infecciosos, o"recurrentes" deben ser mirados como indicadores de un cuerpo sediento.*

No reconocer las señales de sed que da el cuerpo, sin lugar a dudas producirá problemas complicados en la forma en que actualmente se los tratan. Es muy fácil asumir a esas señales como complicaciones producidas por el proceso de serias enfermedades y comenzar a tratar esas indicaciones de la deshidratación con procedimientos complicados. A pesar que el agua en sí misma aliviará los dolores, medicinas o procedimientos de diagnóstico invasivo serán suministrados en forma forzada al paciente. *La responsabilidad es tanto de los pacientes como la de sus médicos al entender los daños que puede producir en el cuerpo humano una deshidratación crónica.*

Estos dolores crónicos incluyen *dolor por dispepsia, dolor de artritis reumatoidea, dolor anginal,* (dolor del corazón mientras se camina y también cuando se descansa), *dolor de cintura, (dolor de piernas mientras se camina), migraña y dolores de cabeza producidos por la bebida, dolor cólico y la asociada constipación.* (Ver figura 4 en la página 23)

El cambio de visión indica que todos esos dolores deben ser tratados con un ajuste regular en la ingestión diaria de agua. No menos de dos litros y medio deben ser bebidos en un período de 24 horas durante algunos días antes de rutinaria y regularmente utilizar analgésicos y otras medicaciones para aliviar el dolor, tales como antihistamínicos o antiácidos, mucho antes que un daño local o general pueda establecerse y alcanzar un grado de enfermedad irreversible. *Si el problema ha persistido durante muchos años, aquellos que quieran probar las propiedades curativas del agua deben asegurarse que sus riñones son capaces de producir la suficiente orina con el objeto de no retener demasiada agua en el cuerpo.* La orina evacuada debe ser comparada con la cantidad de agua bebida. Aumentando la cantidad de agua que se bebe, la cantidad de orina también debe aumentar.

La nueva comprensión de la *fisiología en la producción de dolor*

Deshidratación y algunos dolores crónicos

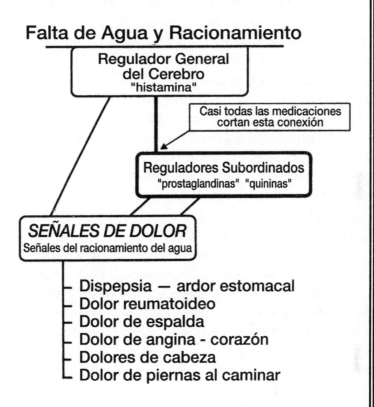

Figura 4: *Hay dos componentes que producen la sensación de dolor. Uno es local y el otro del registro del sistema nervioso central. En un principio, el registro de un dolor local se puede aliviar con analgésicos. Luego de un tiempo el registro del sistema cerebral toma el control directo para monitorear su perpetuación hasta que la deshidratación del cuerpo tenga lugar.*

en estado de deshidratación pondrá luz sobre las causas de las enfermedades en futuras investigaciones médicas. Expondrá el daño que produce al bienestar del cuerpo la utilización durante largos períodos de tiempo las medicaciones que "matan" señales cardinales de deshidratación crónica y local del cuerpo.

Por derecho propio, *esos analgésicos* pueden tener efectos letales secundarios, aparte del daño que es causado por el proceso en marcha de deshidratación, el cual es temporalmente silenciado sin remover la causa principal de esos dolores crónicos: la deshidratación. Muy frecuentemente esos analgésicos causan hemorragias estomacales. *Varios miles de personas mueren cada año por esta complicación de tomar frecuentemente analgésicos. Es ahora (1994) muy claro que las medicaciones analgésicas que se consiguen sin receta pueden, en algunas personas causar daños en el hígado y los riñones y actuar como asesinos de la gente.*

El respaldo científico a las anteriores observaciones están actualmente disponibles para los científicos dedicados a la investigación del dolor. Este resumen tiene la intención de despejar la resistencia profesional del AMA y del NIH que conocen mis descubrimientos y se han rehusado, contrariando su juramento y obligaciones con la sociedad, a difundirlos para beneficio del público. Este "cambio de visión" sobre el papel del agua en el cuerpo puede hacer maravillas en la práctica futura de la medicina clínica, lo cual hace que esos cuerpos profesionales, que lucran con la perpetuación de su pasada ignorancia, no se hayan comprometido con la diseminación de la información acerca de los problemas asociados con la falta de agua suficiente, en el cuerpo humano.

En el momento que los profesionales médicos adopten este cambio de paradigma, la actual forma de "ignorancia del cuerpo humano basado en la práctica médica" se transformará en un enfoque pensado como un acercamiento preventivo al cuidado de la salud. Más importante aun, simples *curas basadas en la fisiología* para tratar las emergencias tempranas de las enfermedades estarán disponibles mucho antes que los daños irreversibles puedan establecerse.

CAPÍTULO 3

EL DOLOR POR DISPEPSIA

*Una reciente reconocida señal de emergencia
de la sed en el cuerpo humano*

El dolor por dispepsia es la más importante señal del cuerpo humano. Demuestra que hay deshidratación. Es una señal de sed en el cuerpo. Puede ocurrir tanto en los más pequeños como en los adultos. El incremento crónico y persistente de la deshidratación, es la causa inicial de casi todas las mayores enfermedades del cuerpo humano actualmente conocidas.

Los demás dolores de dispepsia, gastritis, duodenitis y acidez estomacal deben ser tratados unicamente con el incremento de la cantidad de agua que se bebe. Cuando está asociada a una o más úlceras, el prestar atención a la dieta diaria para acelerar la reparación se hace necesario.

De acuerdo con el Profesor Howard Spiro de la Universidad de Yale, es generalmente entendido que el 12 por ciento de aquellos con dispepsia desarrollan ulceraciones en sus duodenos luego de seis años, 30 por ciento luego de 10 años y el 40 por ciento luego de 27 años. El dolor por dispepsia es significativo, luego se hace importante cuando se puede ver la úlcera a través del examen endoscópico. Parecería que la práctica médica se ha orientado en una disciplina "visual" en lugar de percibirla y pensarla tal como el arte que en alguna época fue.

Es el dolor asociado con esas diferentes y clasificadas condiciones lo que fuerzan a las personas a consultarlo con los que practican la medicina. Es ese dolor el que ahora está recibiendo mucha atención, a pesar que muchas jergas diferentes se utilizan para describir las enfermedades locales visualizadas por el endoscopio. El factor común es el dolor por dispepsia. Las alteraciones en los tejidos de la zona dan la explicación descriptiva de los cambios producidos por el básico *factor común*, el cual es, el inicio de la deshidratación.

¿Como puedo hacer tales reclamos? He tratado *solamente con agua* a más de 3.000 personas con dolor por dispepsia que tienen otras distinguidas características para ser clasificadas de acuerdo a esas jergas. *Todos ellos respondieron positivamente al aumento del agua que bebían y sus problemas clínicos asociados con el dolor desaparecieron.* Mi informe de la nueva forma para tratar el dolor por dispepsia con agua fue publicado como un artículo editorial en el Diario de Clínica Gastroentereológica, en Junio de 1983.

A los comienzos de la deshidratación, cuando el cuerpo está haciendo llamados urgentes sobre su necesidad de agua, nada puede sustituirla. Ninguna medicina es más efectiva que el agua. Uno de los muchos pacientes que atendí con agua, sobresale y comprueba este hecho. Era un hombre de unos 25 años. Sufrió de la enfermedad de úlcera dispéptica durante muchos años hasta que llegó la crisis, que fue cuando lo conocí. Le hicieron los procedimientos habituales para el diagnóstico y fue diagnosticado con "úlcera duodenal". Le suministraron antiácidos y medicaciones de marca conteniendo "cimetidina".

Cimetidina es una potente medicina que bloquea la acción de la histamina en su segundo punto de recepción, conocidos generalmente como "receptores" en el cuerpo y, en este caso, conocido como histamina 2 o Receptor H2. Generalmente, acontece que algunas células en el estómago que producen los ácidos son sensibles a ese remedio. Muchas otras células en el cuerpo que no producen ácidos también son sensibles a esta acción "bloqueadora" del remedio. Por esta razón es que tiene además otros efectos secundarios, (incluyendo la impotencia en los jóvenes) y se ha demostrado que es extremadamente peligrosa en los mayores que sufren de una deshidratación crónica.

La primera vez que lo vi a este joven fue a las 11 pm, una noche en el verano de 1980. Estaba con un dolor tremendo y casi inconsciente. Estaba acostado en el suelo de su cuarto, en posición fetal. Emitía quejidos continuamente, sin darse cuenta de lo que lo rodeaba y la preocupación de la gente que ahí estaba. Cuando le hablé, no me respondió. No se comunicaba con nada que lo rodeara. Tuve que sacudirlo para conseguir una respuesta.

Le pregunté que le pasaba. En medio de quejidos dijo, "Mi úlcera me está matando." Le pregunté desde cuando tenía ese dolor. Me contestó que le comenzó ese día a la una de la tarde, inmediatamente después de su almuerzo. A medida que fue pasando el tiempo el dolor aumentó en intensidad. Le pregunté que había hecho para tratar de aliviar el dolor y si había tomado algún medicamento. Me dijo que había tomado tres píldoras de cimetidina y una botella entera de antiácido durante ese período. Manifestó no haber tenido ninguna mejoría, a pesar de esa cantidad de remedios, durante las diez horas desde que el dolor empezó.

Cuando tantos remedios no pueden aliviar el dolor de la úlcera péptica, uno automáticamente sospecha del "dolor abdominal" algo que posiblemente necesite una exploración quirúrgica. ¡Posiblemente esa úlcera estaba perforada!. He visto y he asistido en operaciones de pacientes con úlceras pépticas perforadas. Esos pacientes estaban devastados, exactamente como estaba ese joven frente a mí. El examen es muy simple, ese tipo de pacientes desarrollan una pared abdominal muy rígida, casi como una tabla de madera. Sentí la rigidez en la pared abdominal en este joven. Afortunadamente no se había perforado. Su abdomen estaba suave, pero sensible por el dolor. Tuvo suerte que no se haya perforado, si él hubiese continuado en esas condiciones, el ácido hubiese producido un hoyo en esa úlcera inflamada.

El arsenal de remedios en esas circunstancias es muy limitado. Tres píldoras de cimetidina de 300 miligramos cada una y una botella completa de antiácido no disminuye el dolor. Frecuentemente, esos casos terminan en la sala de cirugía con el alegre cuchillo del cirujano. Debido a mi extensa experiencia con la propiedad del agua para aliviar el dolor por dispepsia, le di a este hombre dos vasos llenos de agua, medio litro. Al principio no tenía ganas de beber agua. Le comenté que había tomado los usuales remedios sin ningún resultado. Así fue como se vio forzado a probar "mi remedio" para este problema. No tenía opciones. Estaba con mucho dolor y no sabía que hacer para aliviarlo. Me senté en una esquina y lo observé durante unos minutos.

Tuve que abandonar la habitación y cuando regresé luego de quince minutos, su dolor había disminuido y sus quejidos pararon. Le di otro vaso lleno de agua; un cuarto de litro. En pocos minutos su dolor desapareció completamente y empezó a darse cuenta de la gente que lo rodeaba. Se sentó y comenzó a caminar hacia la pared de la habitación. ¡Con la espalda apoyada en la pared, comenzó a conversar con sus visitas que ahora estaban más sorprendidos que él y la inesperada transformación que tres vasos de agua produjeron!. Durante 10 horas, este hombre sufrió el dolor y tomó los más potentes medicamentos para el tratamiento de la enfermedad de úlcera péptica sin conseguir ningún alivio. Ahora, *tres vasos de agua* produjeron un obvio y absoluto alivio, en casi 20 minutos.

Si usted se remite a la figura 4 en la página 23 y compara los hechos del modelo sobre dolor con la experiencia del paciente descripto, podrá reconocer al cerebro como componente en la intensidad de señales sobre *la sed del cuerpo*. Luego de comenzar con los dolores, los analgésicos no surtían efecto. El antiácido y el H2 agente bloqueador cimetidina, no produjeron ni siquiera una reducción en el dolor que sentía el joven. Fue el agua solamente la que registró el correcto mensaje enviado al cerebro para abortar su llamado de agua, desde que había una inequívoca señal sobre la falta adecuada de agua en el cuerpo. La misma forma de registrar los dolores es operativa en otras regiones, señalando la deshidratación en cualquier individuo particular. Personas con dolor reumatoideo en sus articulaciones deben estar enteradas de este fenómeno particular del registro de dolor por el cerebro cuando existe una aguda deshidratación.

En otra ocasión hice una prueba para ver si el registro abdominal de dolor producido por la deshidratación era dependiente del tiempo o dependiente del volumen de agua. Esta vez, un hombre fue llevado por dos personas a la clínica donde yo estaba trabajando en ese entonces. El paciente no caminaba, era levantado de sus axilas por otras dos personas. Él también era un paciente con úlcera péptica con un inaguantable dolor en la zona abdominal o dolor por dispepsia. Luego de examinarlo para comprobar que la úlcera no estuviese perforada, le di al paciente un vaso lleno de agua cada hora. No tuvo un completo alivio en 20 minutos, ni tampoco en una hora y 20 minutos, se recuperó luego de beber tres vasos de agua. Como promedio, en los casos menos agudos, liberarse completamente del dolor demora más o menos *ocho minutos*.

Experimentalmente se ha demostrado que, cuando bebemos un vaso de agua, ésta *inmediatamente* pasa al intestino y es absorbida. Sin embargo, dentro de la media hora, aproximadamente la misma cantidad de agua es segregada dentro del estómago a través de su capa glandular en la mucosa. Se inflama desde abajo y llega al estómago, lista para ser utilizada en la digestión. El acto de digerir alimentos sólidos depende de la presencia de copiosas cantidades de agua. El ácido es vertido sobre los alimentos, se activan las enzimas y los alimentos se disuelven en forma de un fluido homogéneo para permitir su paso al intestino para la nueva etapa de la digestión.

La mucosidad cubre la capa glandular de la mucosa, que es la capa interior en la estructura del estómago. (Ver figura 5). La mucosidad consiste en un 98 por ciento de agua y dos por ciento de un componente físico que retiene el agua. En esta "capa de agua" llamada mucosidad, se produce un estado de taponamiento. Las células inferiores segregan bicarbonato de sodio que es retenido por la capa de agua. Mientras el ácido del estómago trata de pasar a través de esa capa protectora, el bicarbonato lo neutraliza.

El resultado de esta acción es la mayor producción de sal (bicarbonato de sodio y cloro producido por el ácido). Demasiada sal altera las propiedades de retención del agua en la mucosa. Demasiada neutralización del ácido y depósitos de sal en esta capa la harán menos homogénea y pegajosa y permitirá que el ácido ingrese en la capa de la mucosa, causando el dolor.

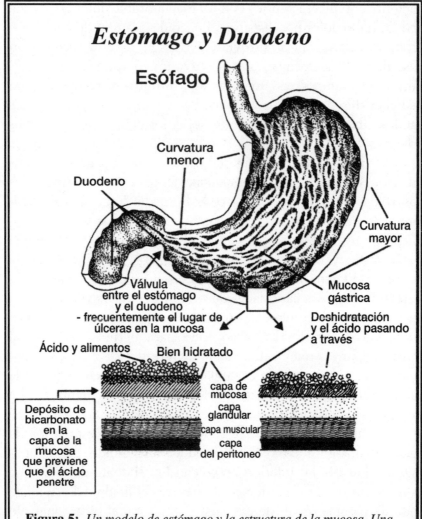

Figura 5: *Un modelo de estómago y la estructura de la mucosa. Una mucosa bien hidratada retendrá el bicarbonato y neutralizará el ácido mientras trata de pasar la mucosa. Un cuerpo deshidratado estará predispuesto a mantener una ineficiente barrera en su mucosa, que permitirá la penetración del ácido y el daño de su mucosa. La hidratación permitirá una mejor barrera en la mucosa para contener los ácidos, mucho más eficientemente que cualquier medicina que se pueda adquirir.*

El diseño natural en la resecreción de agua a través de la mucosa, aparenta ser el proceso de *"lavado invertido"* de la capa de la mucosa para limpiar los depósitos de sal. Este diseño es el más efectivo para re-hidratar la capa de la mucosa desde su base, cuando la nueva mucosidad es también segregada. Esta refrescante, engrosada y pegajosa barrera mucosa es el escudo natural contra el ácido en el estómago. Naturalmente, la eficiencia de ese escudo depende de la regularidad de beber agua, particularmente antes de ingerir diferentes alimentos sólidos que estimularían la producción de ácido en las glándulas de la pared del estómago. El agua es la única protección natural contra los ácidos del estómago, de abajo hacia arriba. Los antiácidos están diseñados para adherirse a los ácidos dentro del mismo estómago, una protección ineficiente.

Debemos comenzar a reconocer que de la misma manera que tenemos señales por el "dolor de hambre", también tenemos señales en el cuerpo, por el **"dolor de sed"**. Es desafortunado que lo llamen "dispepsia" y la traten con una serie de medicaciones, hasta que los tejidos locales del duodeno y del estómago se dañen por las complicaciones metabólicas de la deshidratación. El uso de antiácidos para el alivio de este dolor es generalmente la forma aceptada para tratarlo. Esas substancias son lentos venenos que no necesitan receta y que uno puede comprarlos también en los supermercados.

Significativas investigaciones realizadas en Suecia han demostrado que *los resultados son los mismos* en aquellos que no tienen una verdadera úlcera e igualmente tienen el clásico dolor por dispepsia, ya sea que utilicen un placebo, un antiácido o un agente que sirva para bloquear la acción de la histamina. En otras palabras, ni el antiácido ni medicinas más poderosas son totalmente efectivas. Es en esta etapa de la fisiología del cuerpo, ahora generando señales de deshidratación, cuando se debe ser prudente y abstenerse de utilizar cualquier forma de medicación.

El agua es muy probablemente la única substancia que efectivamente produzca alivio. Después de todo, agua y solamente agua, es lo que el cuerpo *desea, necesita y clama por ella*. Si investigamos cuidadosamente otras señales, habrán más indicadores de la deshidratación. No piense que el dolor por dispepsia es un indicador de un fenómeno aislado y localizado. *En cualquiera de los casos, el dolor por dispepsia es una señal de deshidratación, una señal de sed, del cuerpo, aunque esté asociada con una úlcera.* Si se bebe agua y alivia su dolor, con una alimentación adecuada, la úlcera estará en condiciones de repararse a sí misma, en un breve tiempo.

Ahora se dice que las úlceras son resultado de infecciones. Mi fundada opinión es que una variedad de bacterias coliformes, acusadas de producir ulceraciones, son comensales, bacterias que naturalmente moran en los intestinos. Ellas pueden abusarse de la supresión del sistema de auto-inmunidad, que es el directo resultado de la deshidratación. Como se puede ver, normalmente las bacterias intestinales cohabitan con nosotros y producen muchas de las vitaminas que el cuerpo necesita. Ellas contribuyen a nuestro bienestar cuando estamos fuertes. En la deshidratación, particularmente, en el sitio de la válvula entre el estómago y el duodeno existen muchos nervios que producen histamina. Estas particularidades de las curvadas bacterias se benefician *de los efectos de la histamina en las hormonas del crecimiento*, al mismo tiempo que, esos nervios controlan y restringen la cantidad de flujo del fuerte contenido ácido del estómago, en el intestino. En cualquier caso, no todos los sitios donde se producen las úlceras muestran la presencia de "helicobacter pilori." ¡También, una infinita cantidad de personas posiblemente tengan helicobacter pilori" en sus intestinos y no sufren de úlceras.!

Los antiácidos que contienen aluminio son peligrosos. No deben ser libremente utilizados para una situación que responderá positivamente bebiendo más agua. El exceso de aluminio en la circulación ha sido fuertemente implicado como un factor que precipita, por sobre otras consideraciones, enfermedades del tipo del Alzheimer. Es imperativo entender esta relación entre tomar por largos períodos antiácidos, conteniendo aluminio y sus posibles daños tóxicos acumulativos en el cerebro en la enfermedad del Alzheimer. Ninguna cantidad de estudios genéticos evitarán los efectos tóxicos del metal utilizado en medicinas, para tratar una simple señal de sed, basado en el paradigma equivocado. La mayoría de los antiácidos contienen entre 150-600 miligramos de aluminio en cada cucharada del líquido, o en cada tableta que se mastique.

La isla de Guam contiene en sus tierras mucho mineral de aluminio (situación normal en algunas regiones del Pacífico Occidental, Isla de Guam, la Península Kii en Japón, Nueva Guinea Occidental y otras). El agua potable de la isla está muy contaminada con aluminio. Durante el tiempo que transcurrió hasta que se reconoció la presencia de este contaminante en el agua potable, una enfermedad similar a la demencia del Alzheimer, prevalecía en la isla. Inclusive, la gente joven de la isla parecía sufrir esta enfermedad. Hace ya varios años que este problema fue reconocido y el agua purificada. Se ha notado que ahora la gente joven aparenta no estar afectada. Ahora, se da por sentado que fue el tóxico aluminio en el agua potable el que causó un tipo de demencia del Alzheimer, en la isla de Guam.

Los agentes bloqueadores de la histamina, tampoco son adecuados para usarlos por largos períodos. Tienen muchos efectos colaterales. Ellos incluyen a los mareos y estados de confusión en las personas de edad. Crecimiento de los pechos aparecen en los hombres, luego de utilizar esta medicación después de varias semanas. Baja cantidad de esperma en algunos pacientes masculinos y pérdida de la líbido también han sido observados. Mujeres que amamantan o embarazadas no deben utilizar este tipo de medicación para tratar estas señales de sed del cuerpo. Los capilares del cerebro responden a la deshidratación, dilatándose si la histamina los estimula. Esos antihistamínicos bloquearán la acción dilatante de la histamina cuando el cerebro tenga que tabular más información que lo normal, como cuando se esté bajo presión o estrés. El cerebro recibirá menor cantidad de sangre cuando los antihistamínicos se usen para tratar el dolor por dispepsia.

La causa principal del Alzheimer, es la deshidratación crónica del cuerpo. En mi opinión, la deshidratación de las células del cerebro es la causa principal de la enfermedad del Alzheimer. La toxicidad del aluminio es la complicación secundaria de la deshidratación en áreas del mundo que, comparativamente, tienen el agua libre de aluminio. Cuidado: En las sociedades occidentales técnicamente avanzadas, el sulfato de aluminio, a veces, es utilizado en el proceso de purificación del agua para el abastecimiento de las reservas en las ciudades. *En deshidrataciones prolongadas, las células cerebrales comienzan a achicarse.* Imagínese una ciruela convirtiéndose gradualmente en una pasa. Desafortunadamente, en estado de deshidratación, muchas, muchas funciones de las células cerebrales comienzan a perderse, tales como el sistema de transporte que envía los neurotransmisores a las terminales nerviosas. Un médico amigo utilizó esta información y comenzó a tratar a su hermano que estaba enfermo con Alzheimer forzándolo a tomar cada vez más agua todos los días. Su hermano comenzó a recobrar la memoria, tan bien, que ahora puede seguir una conversación y frecuentemente no repite sus dichos. La mejoría se hizo notable en cuestión de semanas.

Se debe reconocer que, aunque el dolor sea localizado en la región del estómago, la deshidratación se establece en todo el cuerpo. No reconocer que el dolor por dispepsia es una señal de deshidratación pidiendo agua hará, más tarde en la vida, la causa de muchos problemas irreversibles en el cuerpo humano. Por supuesto, un tumor en el estómago puede causar un dolor similar. Sin embargo, ese dolor no desaparecerá con agua. El mismo continuará recurriendo. En caso que se repitan los dolores, a pesar de beber agua en forma regulada durante varios días, será prudente consultar con un médico para evaluar la situación. Si el dolor es por gastritis o duodenitis, o también ulceraciones pépticas, beber agua regularmente es un deber en la rutina diaria y hacer ajustes en la dieta para el tratamiento de esta condición.

DOLOR CÓLICO

El dolor cólico, se siente en la zona baja del abdomen, sobre la izquierda y debe considerarse inicialmente como otra señal de sed del cuerpo humano. Generalmente se lo asocia con la constipación, causada por una persistente deshidratación.

Una de las muchas funciones del intestino grueso es proceder a tomar agua del bolo fecal para que no se pierda con los deshechos luego de la digestión de los alimentos. Cuando hay deshidratación, los residuos están desprovistos de la cantidad normal de agua necesaria para facilitar la evacuación. Además, al disminuir el flujo y su posterior compresión del contenido, también las últimas gotas de agua serán extraídas de los residuos sólidos en el intestino grueso. Por tal razón, la constipación es una complicación por la deshidratación del cuerpo. Ingiriendo mayores cantidades de alimentos, mayor cantidad de residuos se compactarán dentro del intestino y se aumentará la carga para la eliminación de su ya, endurecido contenido. Este proceso causará dolor. El dolor cólico, inicialmente deberá considerarse como una señal de sed del cuerpo. Con una adecuada cantidad de agua bebida, el dolor en la parte baja izquierda del abdomen, asociado con la constipación, desaparecerá. Comer una manzana, una pera o una naranja por las tardes, reducirá la constipación durante el próximo día.

DOLOR DE SÍNDROME APENDICULAR

Un fuerte dolor puede a veces aparecer en la zona inferior derecha de la región abdominal. Puede imitar una inflamación del apéndice y presentar similitudes a los dolores del inicio de la apendicitis. Otras distinguidas características no son vistas; no hay aumento en la temperatura del cuerpo; no hay durezas ni blanduras en la pared abdominal y no se sienten náuseas. Uno o dos vasos de agua aliviarán el dolor abdominal en la zona derecha inferior. Un vaso de agua puede servir como herramienta de diagnóstico, en esta particular condición.

HERNIA HIATAL

Usted a menudo se encuentra con el clásico dolor por dispepsia que el médico ha diagnosticado como hernia hiatal. Hernia hiatal significa el desplazamiento de la parte superior del estómago a través de un espacio en el diafragma (el hiato del esófago) dentro de la cavidad pectoral. Esta sería una ubicación antinatural para que se encuentre el estómago. Con parte del estómago en el pecho, la ingestión de alimentos produce dolor. El ácido en el estómago libremente hará presión hacia arriba y se pondrá en contacto con la desprotegida pared del esófago. Ello produce el dolor de la acidez.

Normalmente, el contenido de la parte superior del estómago se sella y no permite que los alimentos ingeridos regresen al esófago. La normal dirección de las contracciones intestinales son hacia abajo, desde la boca hasta el recto. Además hay dos válvulas que previenen el regreso de los alimentos hacia arriba. Una válvula esta localizada en la pared del trecho entre el esófago y el estómago. Esta válvula solo se relaja cuando los alimentos entran en el estómago.

La otra "válvula trampa" esta localizada en el trecho del diafragma, donde el esófago pasa a través del *hiato*, para unirse con el estómago. Esta "válvula trampa" está sincronizada para relajarse cada vez que los alimentos han sido tragados y deben pasar a través del esófago. En otros momentos es rígida y no permite que el contenido del estómago pase hacia arriba. Esta es la función normal de las dos válvulas que previenen el paso de la comida, revirtiendo su dirección.

El trecho intestinal, de la boca al recto, es un largo tubo. Diferentes partes del mismo han desarrollado especiales atributos físicos y funcionales para realizar el proceso de la digestión de alimentos y la evacuación de los deshechos residuales, en una bien integrada y suave operación. Hay muchas, muchas hormonas locales que hacen este operativo posible. Hormonas locales son mensajeros químicos que señalan y cronometran la próxima etapa del proceso para "entrar en acción". Ellas son la causa para que las enzimas necesarias sean segregadas, para disolver y luego absorber los nutrientes activos de los alimentos.

Al principio, en el proceso de la digestión, el ácido es segregado en el estómago para activar las enzimas y ayudar en la disolución de las proteínas sólidas, tales como la carne y comidas, difíciles de digerir. Normalmente, el líquido, con alto contenido ácido del estómago, es bombeado dentro de la primera parte del intestino. Es llamada válvula del "píloro". La operación de esta válvula está regulada por el sistema de mensajes en cada lado del trecho. Una cosa es el deseo del estómago de vaciar su contenido en el intestino y otra cosa es que el intestino se encuentre en condiciones de recibir ese contenido gástrico altamente ácido y corrosivo.

El páncreas es una glándula que segrega insulina para regular el azúcar en la sangre. También vierte algunas enzimas esenciales en el intestino, para la digestión. El páncreas tiene, al mismo tiempo, la responsabilidad fisiológica de transformar el ambiente alcalino del intestino, antes que el ácido del estómago llegue al intestino. La función más importante del páncreas, es el rol de fabricar constantemente y segregar una "solución acuosa bicarbonada", la solución alcalina que neutralizará el ácido que entra en el intestino. Para fabricar la solución acuosa bicarbonada, el páncreas necesitará mucha agua de la circulación. En la deshidratación, este proceso no es muy eficiente. Por esta razón, la válvula del píloro no recibirá claras señales para abrir y permitir que el ácido estomacal ingrese al intestino. Este es el primer paso en la producción del dolor por dispepsia, el primer indicador de sed, en el cuerpo humano.

Cuando bebemos agua, dependiendo del volumen de agua que entre al estómago, una hormona neurotransmisora llamada "motilina" es segregada. Cuanto más agua se beba más motilina será producida por el recorrido intestinal y puede ser medida en la circulación de la sangre. El efecto de la motilina en el intestino, como su nombre lo implica, es producir contracciones rítmicas de los intestinos, peristalsis, a partir de las partes superiores hasta el final. Parte de esta acción se la puede involucrar en la oportuna abertura y cierre de las válvulas que están en el camino del contenido intestinal.

Por lo tanto, cuando hay suficiente agua en el cuerpo, para todos sus procesos digestivos que dependen de la disponibilidad de agua, el páncreas producirá su solución acuosa bicarbonatada para preparar a la parte superior del intestino a recibir el contenido ácido del estómago. Bajo tales circunstancias ideales, a la válvula del píloro se le autoriza su apertura para la evacuación del contenido del estómago. La motilina tiene una función fundamental de "transmisión" coordinando esta acción. La motilina es la hormona de la saciedad y se segrega cuando el agua expande la pared del estómago.

El problema comienza, cuando no hay agua suficiente en el cuerpo para que tengan lugar estos eventos digestivos, en una forma coordinada. De ninguna manera el sistema permitirá que el corrosivo contenido ácido del estómago alcance al intestino, si el mecanismo para neutralizarlo no actúa eficientemente. El daño sería irreparable. Las paredes del intestino no poseen la misma capa protectora contra el ácido que están disponibles en el estómago. Lo primero que sucede, es que se revierte la fuerza de contracción de las válvulas en cada extremo del estómago. La válvula del píloro se contraerá más y más.

El anillo de la válvula entre el esófago y el estómago y la válvula del diafragma se relajarán.

Inicialmente, parte del ácido fluirá dentro del esófago cuando la persona esté acostada y producirá un tipo de dolor que frecuentemente se lo llama acidez.

En algunos, la laxitud de la válvula en el diafragma puede hacer que esa porción del estómago se pase al pecho y consiga el título de hernia hiatal. Cuando las válvulas revierten su forma de operar para el normal flujo del contenido del estómago, en efecto, se están preparando para otro eventual e inevitable resultado: la evacuación del contenido estomacal por la boca. Si el contenido del estómago no puede pasar al intestino y no puede permanecer indefinidamente allí, hay solamente una forma de hacerlo salir: por la boca. Para que este acontecimiento tenga lugar, el conducto intestinal es capaz de revertir la dirección de sus contracciones. A este cambio en la dirección de las contracciones se lo llama "antiperistaltismo".

Una de las condiciones peor entendidas y más desconcertantes de la deshidratación severa, es la *bulimia*. Gente que sufre de bulimia, la más notable de ellas era la Princesa Diana, quién estuvo devastada con este problema y cuyo matrimonio con el

Príncipe Carlos fue destruido por esta enfermedad anti-social, sufría de un constante apetito. Cuando ellos comen, no pueden retener la comida y tienen una instantánea y urgente necesidad de vomitar, así es el estilo anti-social de sus vidas. En esas personas, sus sensaciones de "apetito" son de hecho un indicador de sed y sus urgencias por vomitar es el mecanismo de protección que se explicó antes. Si los bulímicos comienzan a rehidratar bien sus cuerpos y beben agua antes de ingerir los alimentos, este problema desaparecerá.

En mi opinión, por causa del repetido efecto corrosivo del ácido regurgitado en los desprotegidos tejidos del esófago, allí existe una fuerte relación entre la acidez durante la juventud y el cáncer en la zona final del esófago.

El dolor por dispepsia, sin importar la etiqueta patológica que se le aplique, debe ser tratado bebiendo regularmente agua. Para la actual práctica médica, el tratar este problema con antiácidos y agentes que bloquean la histamina, no es en beneficio de la persona que está crónicamente deshidratada y cuyo cuerpo ha recurrido a clamar por agua.

A.B. está involucrada en la promoción de la medicina alternativa. Se dedica activamente a la terapia "quelante". Ha compilado información de otras personas y escribió un libro popular sobre la terapia "quelante". Sin embargo, ella misma ha sufrido durante muchos años de los terribles dolores producidos por su hernia hiatal. Su esposo, un deleitante autor, me dijo que A.B. apenas podía sentarse durante toda una comida sin sufrir fuertes dolores, que no le permitían terminar con la comida y disfrutar quedarse sentada conversando. A veces, ellos debían abandonar el restaurante porque el dolor no le permitía, ni siquiera un corto respiro, para terminar la comida.

A.B. me dice que ella apenas podía beber agua. Únicamente después que H.B. tuvo la oportunidad de encontrarse por casualidad con mi libro y leerlo, pudieron finalmente entender el problema de A.B. Ella empezó a beber agua. A medida que aumentaba la cantidad que bebía, notó que sus dolores eran menos agudos. Al cabo de algunos días, desaparecieron completamente para nunca más volver. Ambos esposos ahora disfrutan saliendo a comer afuera. Mi esposa y yo hemos comido con ellos algunas veces. Aparentemente su hernia hiatal y su dolor, son historia antigua. Es interesante hacer notar que también la terapia quelante, su procedimiento de tratamiento favorito para tantas condiciones, no la pudo ayudar. Debe ser aclarado que los méritos ocultos de la terapia quelante, en *la mayoría de los casos*, requiere beber grandes cantidades de agua durante el tratamiento. Sin embargo, en el pasado, incrementar la cantidad de agua no era una recomendación rutinaria, para hacerlo entre sesiones del tratamiento. Como resultado de mis conferencias y revisiones, en su libro favorito *Diario de la Carta de Townsend para Doctores*, muchos practicantes de la "medicina alternativa" ahora recomiendan incrementar la cantidad de agua a beber por sus pacientes. La terapia quelante es más efectiva extrayendo metales tóxicos fuera del cuerpo.

Resumiendo: El dolor por dispepsia es una señal de sed asociada con una deshidratación crónica o aguda del cuerpo humano. Puede también existir conjuntamente con otros dolores producidos por la sed en el cuerpo. Mire la carta del Sr. Liguori en la página 93. Como podrá observar, el Sr. Liguori tenía tanto dolor de hernia hiatal como también dolor de angina. Con el aumento de agua bebida, un dolor ha desaparecido y el otro ha disminuido significativamente en solamente una semana de aumentar la cantidad de agua. Cuando estaba finalizando de escribir esta página, su dolor aparenta haber desaparecido completamente.

"El peor pecado hacia nuestro prójimo no es odiarles,
sino serles indiferentes:
Esa es la esencia de la inhumanidad."
—GEORGE BERNARD SHAW, 1897

CAPÍTULO 4

DOLOR DE ARTRITIS REUMATOIDEA

Cerca de 50 millones de Americanos sufren de alguna forma de artritis, 30 millones de personas sufren de dolores de cintura, millones sufren de dolores artríticos en el cuello y 200.000 niños están afectados por una forma de artritis juvenil. Una vez que cualquiera de esas condiciones se instala en un individuo, se convierte en una sentencia que sufrirá durante el resto de su vida, a no ser que se entienda completamente la causa original del problema.

Inicialmente, la artritis reumatoidea en las coyunturas y su dolor deben ser vistas como indicadores de la deficiencia de agua en las superficies de los cartílagos afectados en las articulaciones. El dolor de la artritis es otra de las señales regionales de sed en el cuerpo. En algunos dolores artríticos, la escasez de sal puede ser un factor que contribuya.

Las superficies cartilaginosas de los huesos en una articulación contienen mucha agua. La propiedad lubricadora de este "repositorio de agua" es utilizada por los cartílagos permitiendo que las dos superficies opuestas puedan deslizarse libremente, una sobre otra, durante el movimiento conjunto.

Mientras las células de los huesos están inmersas en depósitos de calcio, las células de los cartílagos están inmersas en una matriz conteniendo mucha agua.

Cuando las superficies de los cartílagos se deslizan unas sobre otras, algunas células expuestas mueren y son eliminadas. Nuevas células toman su lugar desde las crecientes terminales que están adheridas a la superficie de los huesos en ambos lados. En un cartílago bien hidratado, el nivel de daño producido por la fricción, es mínimo. En un cartílago deshidratado, el nivel de daño "abrasivo" aumenta. La relación entre el nivel de regeneración de

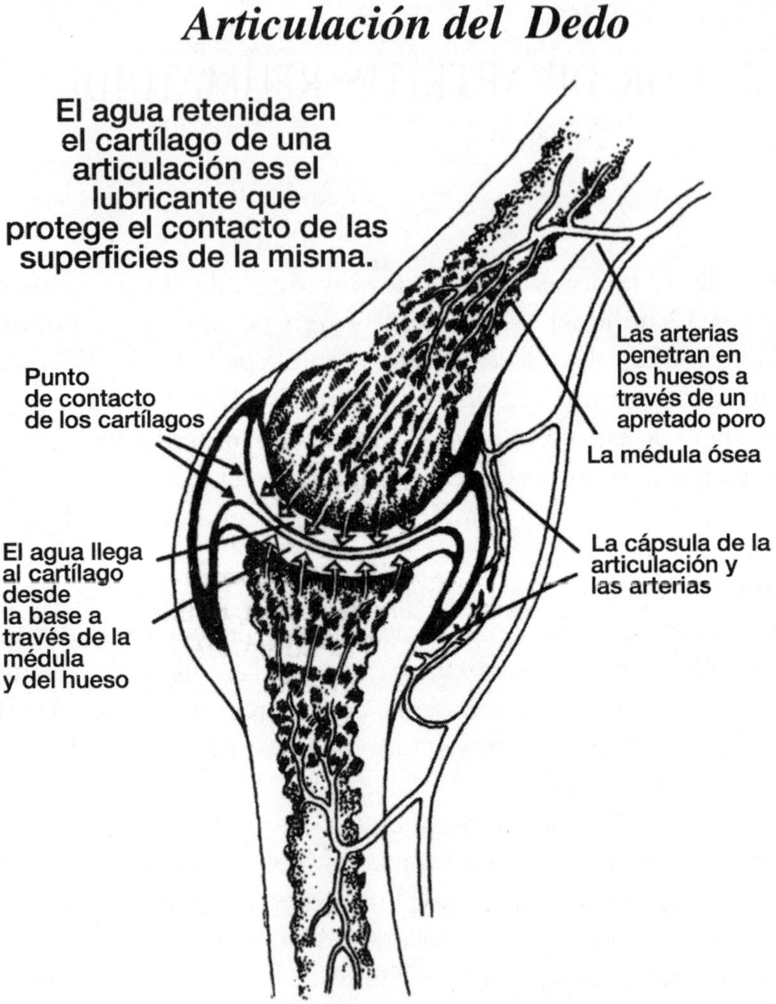

Articulación del Dedo

El agua retenida en el cartílago de una articulación es el lubricante que protege el contacto de las superficies de la misma.

Punto de contacto de los cartílagos

Las arterias penetran en los huesos a través de un apretado poro

La médula ósea

El agua llega al cartílago desde la base a través de la médula y del hueso

La cápsula de la articulación y las arterias

Figura 6: *Un esquema del modelo de una articulación normal (encontrada en los dedos) - su provisión de arterias, a la médula ósea, a su cápsula, y la dirección del suplemento de suero a los puntos de contacto de los cartílagos, a través de la médula ósea.*

las células de los cartílagos y su eliminación por abrasión es el índice de eficiencia de las articulaciones.

El crecimiento activo de las células de la sangre en la médula ósea tiene prioridad sobre el cartílago, para que el agua que se encuentre disponible vaya a través de la estructura ósea. Durante el proceso de dilatar las venas para atraer mayor circulación a la zona, es posible que en las zonas que ingresan en los poros de los huesos, no puedan expandirse lo suficiente para lograr su cometido. Las células que dependen de esas venas para incrementar el suplemento de agua y nutrientes, están bajo una imposición física que controla el racionamiento. Bajo esas circunstancias, a menos que haya sangre diluída para llevar más agua, los requerimientos de "suero" del cartílago deberán ser satisfechos por las venas que alimentan a la cápsula de la articulación. Los mecanismos nerviosos, que regulan los desvíos (a todas las coyunturas), también producen señales dolorosas.

Inicialmente, el dolor es una indicación que las coyunturas no están totalmente preparadas para resistir la presión hasta que estén bien hidratadas. Este tipo de dolor debe ser tratado con un regular aumento de agua para producir alguna disolución de la sangre que está circulando en el área, hasta que el cartílago se encuentre totalmente hidratado y reparado desde su base adherida al hueso, la ruta normal del suero en el hueso para llegar al cartílago. Una mirada a las Figuras 6 y 7 ayudará a aclarar estos puntos.

Asumo personalmente, que la inflamación y el dolor en la cápsula de la articulación son indicadores de que hay una dilatación y edema en las venas que producen la circulación a la cápsula de la articulación. La superficie de las articulaciones tienen terminales de nervios que regulan todas las funciones. Cuando ellas demandan mayor circulación de sangre en la zona para extraer el agua del suero, la expansión vascular compensatoria en la cápsula se supone que compensan la ineficiencia en la circulación partiendo de la ruta ósea para abastecerse.

Debido a que la deshidratación en la superficie de las articulaciones, eventualmente, puede causar un severo daño, hasta el punto de dejar expuesto y pelado el hueso, hasta que la ósteoartritis quede establecida, los tejidos dañados pondrán en fun-

Comparación de una articulación bien hidratada y otra articulación deshidratada

Una articulación deshidratada

Una articulación bien hidratada

Arteria penetrando en la cápsula de la articulación

Cápsula inflamada de la articulación enviando suero y células blancas dentro de la articulación

Cartílago dañado con exposición del hueso

Médula ósea

Hidratación del cartílago desde el lado óseo

Cápsula normal de la articulación y el cartílago cubriendo el hueso

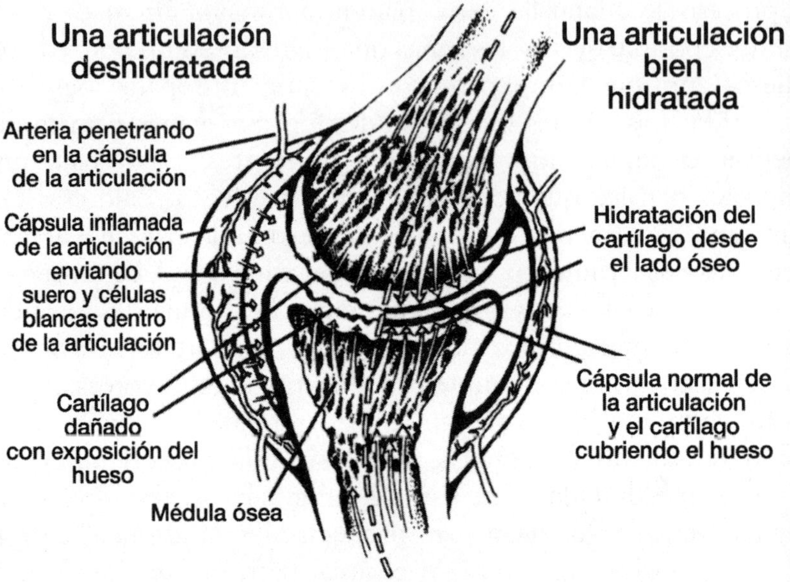

El movimiento de la articulación causa un vacío que será creado dentro del espacio de la articulación. El agua será extraída a través del hueso y el cartílago dentro de la cavidad articular - Si está libremente disponible.

Figura 7: *Un modelo esquemático dirigido a mostrar y comparar, en ambos lados, una articulación bien hidratada con una deshidratada. El cartílago articular en una articulación bien hidratada recibe los nutrientes de la sangre que le llegan desde su base adherida al hueso. Una articulación deshidratada necesitará conseguir algún tipo de fluido circulante en la cápsula de la articulación y es lo que produce la inflamación y dolor en la cápsula de la articulación. El proceso inflamatorio puede aparecer como si allí hubiese una infección, cuando solo existe deshidratación.*

cionamiento el mecanismo de remodelación de la articulación. Hay hormonas que segregan células en la cápsula de la articulación. Cuando allí hay daño (también por la deshidratación), el tejido lastimado debe ser reparado. Esas "hormonas locales remodeladoras" se hacen cargo y reestructuran la superficie de las coyunturas. Aparentan ser las que alimentan a las líneas de esfuerzo y presión que las articulaciones deben aguantar.

Desafortunadamente, el proceso de reparación produce una desviación de las articulaciones. Para evitar tales desviaciones se deben considerar seriamente los dolores iniciales y comenzar un estricto régimen diario bebiendo agua. Inicialmente, este dolor debe ser reconocido como una señal de una deshidratación local. Si no desaparece luego de unos pocos días de beber agua y repetidos ejercicios en las articulaciones, para atraer una mayor circulación a la zona, uno deberá consultar con un profesional de la práctica médica.

Usted no tiene nada que perder al reconocer el dolor y la inflamación no infecciosa de la articulación reumatoidea como una señal de sed en su cuerpo. Probablemente tenga otras señales de escasez de agua, pero en ese sitio en particular, hay indicadores de una predisposición a padecer un severo daño local.

Si entendemos que el cuerpo tiene dificultades para reconocer su estado sediento, es posible que ese pobre nivel de vigilancia también sea heredado por el niño. Es posible, que esa deshidratación en un niño, que crece rápidamente, pueda asimismo indicar su presencia por el dolor que siente en las articulaciones, como también pueda sentirse en la acidez. La modalidad de producción de señales que van a denotar sed, pueden ser naturalmente las mismas en los jóvenes que en la gente mayor. Es, por lo tanto, recomendable que la artritis juvenil sea tratada incrementando la cantidad diaria de agua que se bebe.

Como puede ver, el Dr. Lawrence Malone, cuya carta se publica más adelante, es un educador y médico experimentado. Sus observaciones sobre el efecto del agua en los dolores en sus articulaciones reumatoideas, muestran que nuestros otros colegas en la profesión médica deben comenzar con un aviso sobre los valores medicinales del agua, previniendo enfermedades.

Dean for Academic Affairs
(216) 543-8977
Lawrence A. Malone, MD PhD.

18 de diciembre de 1993

The Learning Center

Global Health Solutions, Inc.,
P.O.Box 3189
Falls Church, Va.22043

Attn: El Honorable F. Batmanghelidj, M.D.

Estimado Señor:

A los 82 años de edad todavía estoy en un estado respetable y solamente siento no haber tenido el magnífico asesoramiento del Dr. Batmanghelidj y el de sus libros "Los Muchos Clamores de su Cuerpo por el Agua" y "Dolor de Cintura".

El razonamiento del Dr. Batmanghelidj es incisivo, sus conocimientos médicos deslumbran con agudeza y lógica brillante. Sus libros son ahora una atesorada posesión en mi biblioteca. He utilizado sus consejos para la dolorosa artritis en mis manos y cintura y luego de dos semanas, experimenté una considerable reducción del dolor. He dormido mejor, tengo más fuerza, mayor coordinación y relajamiento. Veo la vida desde un punto de vista diferente, donde todo aparenta serme más fácil de realizar.

Los libros del Dr. Batmanghelidj están llenos de sentido común y verdaderos consejos médicos. El tratamiento sugerido para las enfermedades van a las raíces, las causas de ellas y cualquiera que sea lo suficientemente afortunado de leerlos, no se sentirá defraudado por su compra.

Respetuosamente,

Lawrence A. Malone

"Centro de Aprendizaje Tutorial para Ciencias Universitarias"
(Certificado por el Estado de Ohio)

8225 East Washington Street   Chagrin Falls, Ohio   44023

EL DOLOR DE CINTURA

Se debe apreciar que las coyunturas de la espina dorsal, articulaciones inter-vertebrales y las estructuras de sus discos, son dependientes de las diferentes propiedades hidráulicas del agua almacenada en el centro de los discos, como también las que cubren las superficies planas de las vértebras espinales. En las coyunturas de las vértebras con la espina dorsal, el agua, que no es el único lubricante para el contacto de las superficies, es mantenida en el centro de los discos dentro del espacio intervertebral que soporta la compresión del peso de la parte superior del cuerpo. El 75 por ciento del peso de la parte superior del cuerpo, es sostenida por el volumen de agua que está almacenada en el centro de los discos; 25 por ciento es sostenido por los materiales fibrosos alrededor del disco (ver figura 8). El principio en el diseño de todas las articulaciones es para que el agua actúe como agente lubricante y también como cojín para la fuerza que produce el peso, o la tensión producida por el accionar de los músculos en la articulación. Es el mismo tipo de fuerza.

En la mayoría de esas articulaciones, el establecimiento de una succión intermitente promueve una silenciosa circulación del agua dentro de la coyuntura, que únicamente es escurrida por la presión proveniente de la actividad articular. Para prevenir el dolor de la cintura, se necesita beber suficiente agua y hacer una serie de ejercicios especiales para crear una succión intermitente e inducir al agua dentro del espacio de los discos. Esos ejercicios, también reducirán el espasmo en los músculos de la espalda, que en la vasta mayoría de la gente, el 80 por ciento de todos los dolores lumbares, es la principal causa del dolor de cintura. Además se necesita adoptar posturas correctas. El tema del dolor de espalda y su relación con el agua es tan importante de entender que lo he descripto en un libro especial, "Como hacer frente el dolor de espalda y reuma en las articulaciones" y un video complementario, "Como hacer frente al dolor de espalda".

Si usted tiene dolor de espalda y en particular dolor del ciático, *se beneficiará* leyendo el libro y/o viendo el video. En la mayoría de los casos, *el dolor del ciático puede ser totalmente aliviado dentro de la media hora*, cuando los movimientos especiales que producen la succión intermitente en los espacios entre los discos, mostrados en el libro y en el video, sean realizados.

DOLOR DE CUELLO

Mala postura, manteniendo la cabeza inclinada durante largos períodos de tiempo cuando se está escribiendo, trabajando en un asiento bajo, trabajando en la computadora durante muchas horas en una "posición congelada", malas o demasiadas almohadas, son factores que contribuyen a la producción de dolores de cuello y también al desplazamiento de los discos inter-vertebrales en el cuello. El movimiento del cuello es esencial para el establecimiento de una adecuada circulación de los fluidos dentro de los espacios que hay entre los discos del cuello. El peso de la cabeza fuerza la evacuación del agua de los discos durante un período de tiempo. Para traerle al cuello la misma cantidad de agua, la fuerza aspiradora debe ser creada dentro del mismo espacio del disco. Esto, únicamente puede ser hecho si la cabeza y el cuello son movidos adecuadamente, hacia atrás.

Un proceso simple en casos menos severos de dolor de cuello, debidos al desplazamiento de discos, puede ser lenta y repetidamente, el llevar la cabeza y cuello hacia atrás, hasta el máximo que pueda llevarla. Manteniendo el cuello extendido durante 30 segundos cada vez. Esta prolongada extensión mejorará la fuerza de succión y traerá agua a los espacios que hay entre los discos. Al mismo tiempo, debido a la anexión frontal al ligamento espinal, todos los discos serán retraídos hacia atrás a sus espacios normales entre las vértebras y alejados de las raíces nerviosas en el cuello.

Otro simple procedimiento para corregir este problema, es acostarse de espaldas en la orilla de la cama, con la cabeza colgando hacia atrás y hacia abajo. Esta postura permite que el peso de la cabeza estire al cuello y permita que los cojines no reciban peso al doblarse hacia atrás. Unos pocos momentos en esta posición, con total relajamiento, aliviará la tensión del cuello. Esta,

La importancia del quinto disco lumbar

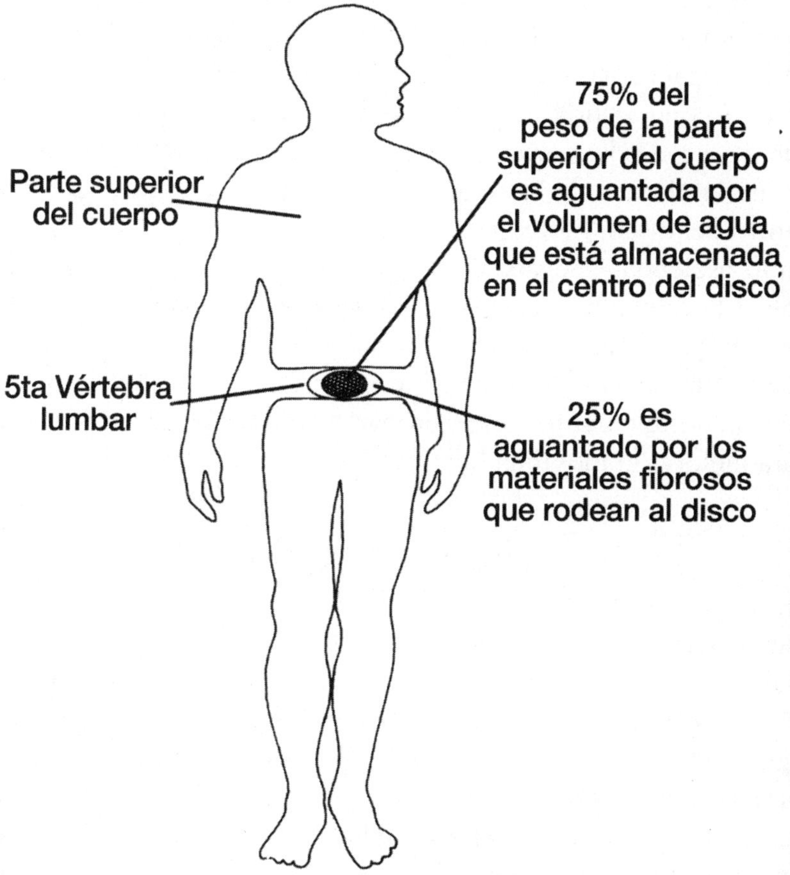

Parte superior del cuerpo

5ta Vértebra lumbar

75% del peso de la parte superior del cuerpo es aguantada por el volumen de agua que está almacenada en el centro del disco

25% es aguantado por los materiales fibrosos que rodean al disco

Figura 8: *Un modelo esquemático mostrando la importancia del agua en el centro de los discos. Proveerá un soporte hidraúlico esencial en los espacios inter-vertebrales y mejorará sus cualidades para aguantar el peso. Una vez que la deshidratación se instala, todas las partes del cuerpo comienzan a sufrir. Los discos inter-vertebrales y sus co-yunturas tienen prioridad. La 5ta. vértebra lumbar está afectada en el 95 por ciento de los casos.*

es una buena posición para generar el tipo de succión en los espacios que hay entre los discos del cuello. Luego de doblar suavemente la cabeza hacia atrás hasta que pueda mirar el piso, levante la cabeza hasta que pueda ver la pared al frente de sus pies. Este procedimiento, será efectivo para crear una succión intermitente en los espacios vertebrales entre cualquiera de las dos vértebras. El vacío que se produce, absorbe agua entre los discos y lo distribuye a todas las partes de las articulaciones del cuello y lubrica sus movimientos. Es necesario que esa agua sea absorbida por el centro del disco, hasta que se vuelva a expandir a su tamaño natural, ascienda y separe una vértebra de la otra. Luego, podrá doblar la cabeza hacia los lados. Trate de mirar a la pared y al piso de la habitación, primero de un lado y luego del otro. La gente que comienza a sufrir de artritis en el cuello, o desplazamiento de discos, posiblemente desee probar este simple procedimiento, para mejorar la movilidad de las articulaciones del cuello.

DOLORES DE ANGINA

Para mayor información, lea la sección sobre el colesterol. Brevemente y para describir los dolores producidos por la deshidratación del cuerpo en una forma conjunta, el dolor de angina significa falta de agua en el cuerpo. El factor común de todas las variadas condiciones tituladas con nombres de enfermedades del corazón y pulmones es una establecida deshidratación. Lea las cartas del Sr. Sam Liguori y Loretta Johnson, publicadas con sus amables permisos (entre los testimonios de la sección sobre colesterol, páginas 93 y 94). El dolor anginal del Sr. Liguori desapareció cuando aumentó la cantidad de agua que bebía. El también sufría de hernia hiatal. Esa dolencia también comenzó a mejorar en él. Con el tiempo, desaparecerá completamente. También lea la carta de Loretta Johnson. Observará que también en un joven corazón de 90 años, su dolor anginal puede ser tratado con agua, hasta el punto que no necesita ninguna medicación para sus dolores del corazón.

DOLORES DE CABEZA

En mi experiencia personal, los dolores de cabeza de migraña aparentan ser producidos por la deshidratación; exceso de mantas en la cama que no permiten que el cuerpo pueda regular su temperatura durante el sueño, bebidas alcohólicas (resaca) inician el proceso de deshidratación celular, particularmente en el cerebro; dietéticos o antialérgicos que producen una liberación de histamina; exceso de calor en el medio ambiente sin beber agua. Básicamente, la migraña aparenta ser un indicador crítico de la regulación de la temperatura del cuerpo, en momentos de "estrés por calor". La deshidratación juega un papel fundamental en la precipitación de los dolores de cabeza de migraña.

La forma más prudente de tratar a la migraña es su prevención, tomando regularmente agua. Una vez que la migraña rompe las barreras del dolor, una cascada de reacciones químicas detendrán al cuerpo para que realice otras actividades. En esos momentos, uno puede ser forzado a tomar analgésicos con grandes cantidades de agua. Suficiente agua, fría o helada pueden, en sí misma, refrescar al cuerpo (también al cerebro) desde adentro y promover el cierre del sistema vascular en todos lados. Un exceso de dilatación en los vasos periféricos pueden muy bien ser la causa básica de los dolores de cabeza de migraña.

La Sra. Mavis Butler, una misionera Adventista australiana viajando por Silang, en las Filipinas, tiene una historia interesante. Durante años ha sufrido de dolores de cabeza de migraña. Ella tuvo momentos de tanta incapacidad, que estaba postrada en la cama. Se encontró con este libro cuando estaba en Silang y comenzó a beber más agua. Me escribió diciendo que había mejorado tanto, que ahora quiere gritarlo desde los techos de la casa. Lea su carta. La suya es otra de las historias humanas que lo hace pensar a uno: ¿Cómo es posible que fuésemos tan ignorantes sobre la importancia del agua en la salud y que la gente sufra por la falta de ella en el cuerpo, hasta el punto de desear la muerte?

P.O.Box 1619, Innisfail 4860
North Queensland, Australia

23 de enero de 1995

Estimado Dr. Batmanghelidj:

Durante muchos años he sufrido dolores de cabeza. Consulté a médicos, neurólogos, quiroprácticos y gasté cientos de dólares para escanear mi cabeza y hacerme rayos X, todo para nada. A veces, solamente mi fe en Dios me quitaba las ganas de morirme, mientras estaba acostada boca abajo en mi cama, durante días enteros debido al dolor.

Ningún remedio podría haber detenido al dolor que aparentaba seguir su curso y luego detenerse. Nunca pude relacionar a mi dieta con los dolores de cabeza y el único curso que parecía seguir, era que empezaba un par de horas después de las comidas.

Luego, un amigo me dijo que él pensaba que mis dolores de cabeza eran causados porque yo nunca tomaba suficiente agua. A pesar que yo sabía que efectivamente no tomaba mucha agua, pensé que mi té de hierbas con jugos de frutas, junto con muchas frutas suplementaban ampliamente mis requerimientos líquidos. Justo tres semanas después, estaba hojeando una revista sobre temas de salud, cuando una publicidad sobre su libro, "Los Muchos Clamores de su Cuerpo por el Agua" pareció saltar hacia mis ojos. Compré la revista y ordené el libro.

Cuando llegó, lo leí y lo releí nuevamente para aprender el nuevo concepto sobre el agua y mientras me daba cuenta de mis errores en los hábitos de beber, rápidamente los modifiqué. ¿Puede alguien, sin haberlo experimentado personalmente, realmente entender lo que es haber tenido días llenos de dolor y haberlos cambiado por maravillosos días sin dolor en los que se puede hacer lo que desee, en lugar de estar "acostada boca abajo, con dolor de cabeza?" Una bendición por la que, agradezco a Dios continuamente.

Ha llevado meses el poder hidratar apropiadamente mi cuerpo, pero ahora los dolores de cabeza son eventos pasajeros, en lugar de constituir una norma. Agradezco a Dios por quererme y cuidarme y por guiarme paso a paso a esta maravillosa verdad. Sin ninguna duda, ha tratado de guiarme mucho antes, pero yo era muy ciega para verlo. Le agradezco Doctor, por su gran trabajo y perseverancia en poner esta verdad al alcance de la gente.

Enseño, en clases nocturnas a los adultos en "Mejores Alimentos y Hábitos de Comidas" y rápidamente di una completa sesión respecto de la necesidad de agua que tiene el cuerpo. Me fue posible ayudar a muchas personas a tener una mejor salud y muchos menos dolores, con estos conocimientos. Un amigo me dijo que iba al hospital, en unos pocos días para hacerse tratar una úlcera estomacal. Le supliqué cancelar la cita y probar el tratamiento de agua que usted recomienda.

Al principio reacio, quedó asombrado y agradecido al ver que se detuvo el dolor y en poco tiempo la úlcera se curó, todo sin ninguna medicación.

Permítame ofrecerle mi gran agradecimiento nuevamente y rezaré para que Dios lo bendiga y lo guíe a usted y a sus colaboradores, mientras trabaja por una mejor salud de la humanidad.

Sinceramente

Sra. Mavis Butler

El tamaño de la página con la carta no era adaptable para esta publicación.

"El hombre razonable se adapta al mundo: el no razonable persiste en tratar que el mundo se adapte a él.
Por lo tanto, todo el progreso depende del hombre no razonable"
—GEORGE BERNARD SHAW, 1897

CAPÍTULO 5

ESTRÉS Y DEPRESIÓN

El estado de depresión, se dice que existe cuando el cerebro, enfrentando un tensionante problema emocional, encuentra dificultades en realizar otras acciones que demanden atención, al mismo tiempo. Este fenómeno, puede ser tan absorbente y llegar hasta incapacitar a la persona. En el largo plazo, semejante desgaste de la actividad cerebral puede producir diferentes manifestaciones, que serán etiquetadas de acuerdo a los modelos de conducta de cada persona.

Diez millones de Americanos se dice que sufren de una manera u otra de tales condiciones. Infinitamente mayor es el número de los que están experimentando, o experimentarán, formas más leves de depresión. Algunas formas de depresión son fenómenos naturales en proceso de desarrollo y progreso de cualquier individuo. Es en esos estados, donde se consume la actividad mental que desarrolla el carácter y se forja el brío interior. Naturalmente, el trato con los diferentes aspectos de los sentimientos negativos de cada uno, es una parte y contenido del proceso. Casi siempre, el estado de depresión es un fenómeno pasajero si amor, cuidado y empatía están disponibles para darle un codazo al individuo en dirección a poder deshacerse de los pensamientos negativos.

Desafortunadamente, algunas personas no estarán en condiciones de enfrentar al temor, ansiedades y la cólera asociados a la depresión. Al buscar ayuda profesional, se les da algún tipo de medicamento. Al comienzo de los tratamientos químicos de la depresión, las medicinas eran menos peligrosas. Hoy, son muy poderosas y a veces peligrosas. Algunas formas de ellas, anularán, en aquellos que han sido tratados, la habilidad de sentir emocionalmente por sí mismos como así también por los demás.

Algunas de esas medicinas pueden destruir la empatía y fijar una idea negativa en personas que sean particularmente vulnerables. Ellos, muy fácilmente, se pueden convertir en suicidas, como asimismo en antisociales y con tendencias homicidas.

Lo que estoy explicando en este capítulo es la razón de la ineficiencia de la fisiología asociada con el estrés y la depresión. Lo que propongo es una forma de incrementar la eficiencia del poder mental, para enfrentarse con el estrés emocional severo y sus manifestaciones exteriores de la depresión. Yo mismo he experimentado y he observado en muchos otros todos los aspectos positivos que les estoy proponiendo a los lectores.

La patología que es vista como asociada con "estrés social", *temor, ansiedad, inseguridad,* problemas persistentes emocionales y matrimoniales y el establecimiento de la depresión, son los resultados de falta de agua, hasta el punto que los requerimientos de agua por parte del tejido del cerebro se ven afectados. El cerebro utiliza energía eléctrica que es generada por la corriente de agua, enviada por las bombas generadoras de energía. Con la deshidratación, el nivel de generación de energía disminuye. Muchas funciones del cerebro, que dependen de este tipo de energías, se hacen ineficientes. Reconocemos esta insuficiencia en la función y la llamamos *depresión*. Este "estado depresivo" causado por la deshidratación puede llevar al *síndrome de la fatiga crónica*. Esta condición es una etiqueta puesta en una serie de problemas fisiológicos avanzados, que son vistos como asociados al estrés.

Si entendemos los acontecimientos que suceden cuando hay estrés, también entenderemos el síndrome de la fatiga crónica. En cualquier caso, luego de un período de tiempo de corregir la deshidratación y sus complicaciones metabólicas, el síndrome de la fatiga crónica mejorará, hasta el punto de no reconocerla. Las páginas siguientes definen los acontecimientos fisiológicos y los posibles cambios metabólicos que pueden llevar al agotamiento de ciertas reservas del cuerpo, que bien pueden ser el problema básico del síndrome de la fatiga crónica.

LOS SILENCIOSOS MECANISMOS INICIALES DE COMPENSACIÓN ASOCIADOS CON LA DESHIDRATACIÓN

Cuando el cuerpo se deshidrata, el proceso fisiológico que establece es el mismo que ocurre cuando se enfrenta al estrés. La deshidratación es el equivalente al estrés y una vez que este se establece, allí hay una movilización asociada de materiales primarios provenientes de los depósitos del cuerpo. Este proceso "barrerá" algunas de las reservas de agua del cuerpo. Consecuentemente, la *deshidratación causa estrés y el estrés producirá una mayor deshidratación.*

En el estrés, varias hormonas predominantes se hacen operativas. El cuerpo asume una situación de crisis y se comienza a movilizar, para una respuesta de "pelea o huída". El cuerpo no aparenta reconocer la transformación social de los humanos. Evalúa todas las situaciones de estrés, como pensando que una posición de "pelea o huída" deba ser mantenida, incluyendo al estrés asociado con el trabajo en la oficina. Varias potentes hormonas son segregadas y se mantendrán "alertas", hasta que el cuerpo se libere de su estresante circunstancia. Esas hormonas son principalmente *endorfinas, factor de liberación de cortisona, prolactina, vasopresina y renina angiotensina.*

ENDORFINAS, CORTISONA, PROLACTINA Y VASOPRESINA

Las *endorfinas* preparan al cuerpo para resistir el duro trabajo y daños, hasta que salga del peligro. También elevan los niveles de tolerancia al dolor. Aún teniendo una herida que haya podido causar dolor en un bajo nivel, con el "paraguas" de las endorfinas, el cuerpo estará en condiciones de continuar con su trabajo. Debido al parto y a la menstruación mensual, las mujeres aparentan tener mayor acceso a esta hormona más rápidamente. *Ellas, generalmente, tienen mayor habilidad para soportar el estrés y el dolor.*

Deshidratación: El principal factor destructivo del estrés

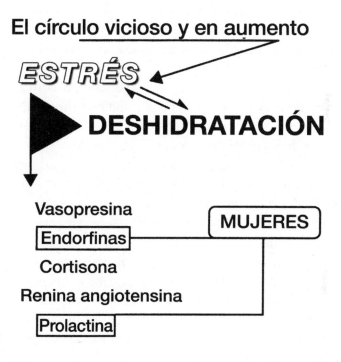

Figura 9: *Una presentación esquemática de las secreciones hormonales durante el continuo 'aumento' del estrés por la deshidratación crónica.*

La cortisona iniciará la re-movilización de energías almacenadas y materias sin refinar. Los lípidos son degradados y convertidos en ácidos grasos, que serán convertidos en energía. Algunas proteínas volverán a convertirse en aminoácidos básicos, para la formación de más neurotransmisores, nuevas proteínas y algunos aminoácidos especiales para ser consumidos por los músculos. Durante el embarazo y cuando se amamanta al niño, esta hormona y sus "asociadas" movilizarán un flujo uniforme de materiales primarios, con el propósito de desarrollar al niño. Si la acción de la cortisona continúa durante mucho tiempo, pronto habrá algunas degradaciones selectivas en las reservas de amino-ácidos del cuerpo.

Bajo la influencia de la cortisona, el cuerpo continúa "auto-alimentándose". El efecto de la cortisona está diseñado con el fin de proveer materiales sin refinar para la producción primaria de la mayoría de las proteínas y neurotransmisores y poner al cuerpo en situación "de haber pasado lo peor". No está diseñado para, disolver continuamente materiales empleados en el mantenimiento de la estructura integral del cuerpo. Es este fenómeno que produce el daño asociado con el estrés, si lo que estresa mantiene su influencia incesante.

La prolactina asegurará que la madre que está lactando, continuará produciendo leche. Todas las especies la tienen. La prolactina optimizará las células de las glándulas mamarias, para continuar con la producción de leche, a pesar que exista deshidratación o estrés producido por la deshidratación. Mejorará las células glandulares a regenerarse y aumentar en cantidad.

Debemos recordar, que a pesar de concentrarnos en la espesa composición de la leche, el contenido de agua es de primordial importancia en el crecimiento del feto. Cada vez que una célula produce una célula hija, el 75 por ciento o más de su volumen tiene que ser llenado de agua. En resumen, el crecimiento depende de la disponibilidad de agua. Cuando el "agua" es traída a la zona, las células estarán en condiciones de acceder a los otros contenidos disueltos. Esta hormona, también es producida en la placenta y almacenada en el líquido amniótico que rodea al feto. Resumiendo, esta hormona produce una acción "metamórfica".

Hace crecer a las glándulas mamarias y sus conductos. La hormona del crecimiento es muy similar a la prolactina. Tienen actividades similares, con la excepción que la prolactina fundamentalmente se dirige a los órganos de reproducción.

Se ha demostrado con ratones, que el incremento en la producción de prolactina causará tumores en las mamas. En 1987, propuse como conferenciante invitado, dirigiéndome a un selecto grupo internacional de investigadores en cáncer, que la deshidratación crónica en el cuerpo humano es la principal causante en la producción de tumores. La relación entre el estrés, deshidratación crónica dependiendo de la edad, una persistente secreción de prolactina y la transformación que produce el cáncer en los tejidos glandulares en los pechos, no deben dejar de ser observados. Un ajuste regular en la cantidad de agua que beben las mujeres, particularmente cuando están enfrentadas al diario estrés, servirá por lo menos como una medida preventiva en contra de posibles desarrollos del cáncer inducido de pecho, dentro del grupo de mujeres en la edad en la que están predispuestas a este problema y al cáncer de próstata en los hombres.

La *vasopresina* regula selectivamente la llegada del agua a algunas células del cuerpo. También causa la contracción de los capilares que activa. Como su nombre lo indica, produce vasoconstricción. Es producida en la glándula pituitaria y segregada en la circulación. Mientras puede contraer las venas, algunas células vitales, poseen puntos de recepción (receptores) de esta hormona. Dependiendo de la jerarquía en su importancia, algunas células aparentan poseer mayores receptores de vasopresina que otras.

La membrana celular, la cubierta protectora en la arquitectura celular, es naturalmente diseñada en dos capas. Con la forma de tenedores, aparentando ser "módulos" sólidos hidrocarbonados, se mantienen juntos por la propiedad adhesiva del agua (Ver Figura 14, página 86). En medio de las dos capas, hay un pasaje conector donde las enzimas viajan, selectivamente y reaccionan juntas y producen la esperada acción dentro de la célula. Esta vía de agua trabaja en forma muy parecida a un pozo o "autopista", excepto que es una autopista llena de agua y todo debe flotar en ella.

Cuando hay suficiente agua para llenar todos los espacios, el pozo se llena y el agua también ingresa en las células. Habrá oportunidades en que, la cantidad de agua que ingrese en la célula no sea la suficiente y el funcionamiento de algunas de las células se vea afectado. Para prevenirse en contra de esa posible situación catastrófica, la naturaleza ha diseñado un magnífico mecanismo para la creación de filtros de agua, a través de la membrana. Cuando la hormona vasopresina alcanza la membrana de la célula y la conecta con su receptor especialmente diseñado, el receptor se convierte en una estructura parecida a una "cabeza de ducha" y hace posible la filtración del agua a través de sus perforaciones.

Las células importantes producen el receptor vasopresina en grandes cantidades. La vasopresina es una de las hormonas involucradas en el racionamiento y distribución del agua, de acuerdo a un plan de prioridades, cuando haya deshidratación. Las neuronas aparentan ejercer una mayor prioridad, produciendo más receptores de vasopresina que las demás células de los tejidos. Ellas, necesitan tener sus vías de agua en los nervios plenamente funcionales. Para asegurarse que el agua pueda pasar a través de esos pequeños hoyos (los cuales sólo permiten el paso de una molécula de agua por vez) la vasopresina, también tiene la propiedad de causar la contracción de los vasos exprimiendo el volumen de fluidos de la zona.

Así, la propiedad hipertensionante del neurotransmisor vasopresina, más conocida como hormona, es necesaria para atraer una constante filtración del agua en las células, únicamente cuando el flujo libre y directo de la difusión del agua, a través de la membrana de las células, es insuficiente. La Figura 10 está diseñada para explicar este mecanismo. Para mayor información sobre la membrana de las células, lea la sección sobre el colesterol.

ALCOHOL

El alcohol suprimirá la secreción de la vasopresina de la glándula pituitaria. La falta de vasopresina en la circulación se traducirá en una deshidratación general del cuerpo, aún en las células cerebrales. Ahora,

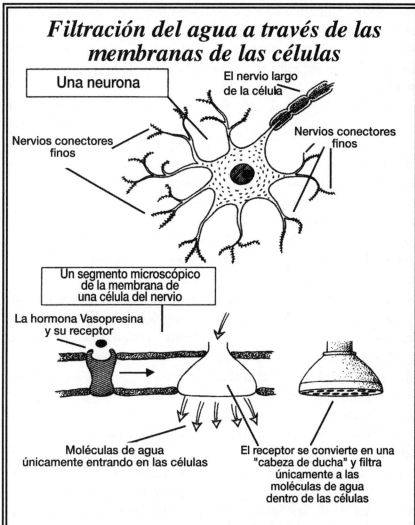

Filtración del agua a través de las membranas de las células

Una neurona

El nervio largo de la célula

Nervios conectores finos

Nervios conectores finos

Un segmento microscópico de la membrana de una célula del nervio

La hormona Vasopresina y su receptor

Moléculas de agua únicamente entrando en las células

El receptor se convierte en una "cabeza de ducha" y filtra únicamente a las moléculas de agua dentro de las células

Figura 10: *Un modelo esquemático de una neurona, una membrana de dos capas y el receptor de la vasopresina, que la convierte en una estructura de "cabeza de ducha" y permite la filtración del agua del suero para ingresar en las células que tienen sus receptores. La vasopresina también produce una contracción de los vasos, que pone un "secador" en el volumen de la sangre, para producir la presión para filtrar el agua. Osmosis revertida.*

una previa carencia leve y fácil de ajustar a la deshidra-tación, se traducirá en una severa falta de agua en las "células sensibles" del cerebro. Para poder hacer frente a ese "estrés", más de las mismas hormonas son segregadas, incluyendo las *endorfinas* del propio cuerpo.

De tal manera, la utilización prolongada de alcohol puede ser el instrumental que promueva tendencias adictivas en la secreción de la endorfina en el cuerpo, activandola en exceso. Las mujeres, con tendencia natural a incrementar la producción de endorfinas para enfrentarse al embarazo y su menstruación mensual, aparentan convertirse en adictas al alcohol, más que los hombres. Demuestran convertirse en adictas al alcohol en más o menos tres años, comparado con los hombres, que pueden convertirse en bebedores compulsivos, en más o menos siete años.

Las figuras 10 y 11 explicarán algunos de los factores que contribuyen al desarrollo del síndrome de la fatiga crónica manteniendo y expandiendo la deshidratación crónica. Puede ocurrir, durante la regular ingesta de bebidas conteniendo cafeína o alcohol, en lugar de agua. El receptor de vasopresina está naturalmente diseñado para mantener las *vías de agua* en los sistemas nerviosos completamente abastecidos. Naturalmente, durante la deshidratación del sistema nervioso, la energía y la voluntad propia para realizar un nuevo trabajo, está drásticamente reducida.

En deshidrataciones agudas, producidas por el hábito de ingerir alcohol y cafeína, cuando el agua es bombeada urgentemente dentro de las "vías de agua" en los nervios, mayor circulación de sangre debe ser traída a lo largo de los nervios. El proceso involucrará la liberación de histamina de las células de la cubierta de los nervios. Esto hará, en algún punto, que sea la causa de una situación "inflamatoria" que eventualmente dañará la cubierta de los nervios en la vecindad, a un ritmo mayor del que se podría reparar. Las manifestaciones externas de esos procesos "regionales" se han denominado como varios desórdenes nerviosos, incluyendo el de *esclerosis múltiple* (MS). Ahora, su prevención y tratamiento son claros. Lo he visto trabajar bien en MS. Lea la carta de John Kuna en la página 69.

El sistema de transporte en los nervios

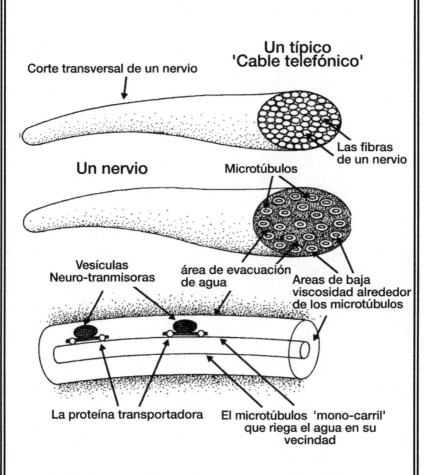

Un típico 'Cable telefónico'

Corte transversal de un nervio

Las fibras de un nervio

Un nervio

Microtúbulos

Vesículas Neuro-tranmisoras

área de evacuación de agua

Areas de baja viscosidad alrededor de los microtúbulos

La proteína transportadora

El microtúbulos 'mono-carril' que riega el agua en su vecindad

Figura 11: *Un modelo esquemático para demostrar el mecanismo del transporte "flotante" dentro de una microvía con menor visco-sidad del sistema de flujos que se convierte en estructuras estable-cidas "vía única" llamadas microtúbulos — particularmente a lo lar-go de los nervios.*

SISTEMA DE RENINA ANGIOTENSINA

La actividad del sistema de la *renina angiotensina* (RA) (ver Figura 12) es un mecanismo subordinado a la activación de la histamina en el cerebro. El sistema (RA) es también reconocido por su gran actividad en los riñones. Este sistema es activado cuando el volumen del fluido del cuerpo disminuye. Se activa para retener agua y para lograrlo, también promueve la absorción de más sal. En ambos casos de disminución del agua o sodio en el cuerpo, el sistema del RA, llega a ser muy activo.

Hasta que el contenido de agua y sodio del cuerpo alcancen el nivel adecuado, el sistema del RA también produce una contracción del colchón capilar y del sistema vascular. Está diseñado para hacer eso y por lo tanto no hay "zonas flojas" o vacíos en el sistema circulatorio. Esta tensión puede alcanzar un alto nivel, convirtiéndose en medible y nosotros la llamamos *"hipertensión"*.¿Usted piensa que una lectura de 200 puntos es alta? He visto la presión sanguínea de un hombre sin historia de hipertensión, alcanzar un nivel de 300 milímetros de mercurio, 300 puntos, cuando fue arrestado y llevado a una de las prisiones políticas de Irán al que luego ejecutaron.

La razón para este endurecimiento en las venas durante el estrés, es fácil de entender. El cuerpo es un sistema eficiente complejo y múltiple, altamente integrado. Cuando hay estrés, algo del agua disponible es utilizada para disolver los materiales almacenados, tales como proteínas, hidratos de carbono (glucógeno) y lípidos. Para compensar la pérdida de agua y el haber puesto al sistema en un escurridor, el sistema de RA también coordinará el trabajo con la vasopresina y otras hormonas. Los riñones son el lugar principal para la actividad del sistema RA.

Los riñones son responsables para la producción de orina y excreción de excesos de hidrógeno, potasio, sodio y materias desechables. Todas esas funciones deben ser mantenidas, proporcionalmente a la cantidad suficiente de agua, para ser usadas en la producción de orina. Es verdad que los riñones tienen la habilidad de concentrar la orina. Sin embargo, esta habilidad no debe ser utilizada al máximo permanentemente o, eventualmente, se producirá un daño renal.

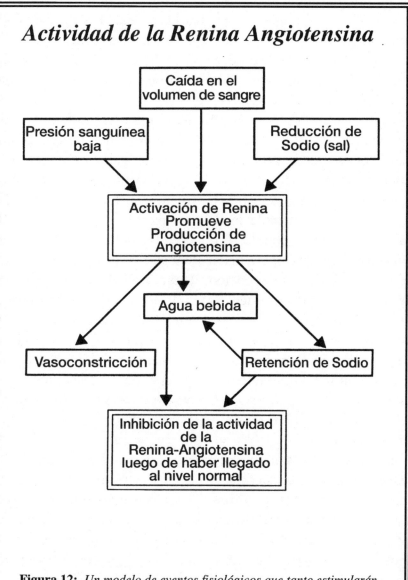

Figura 12: *Un modelo de eventos fisiológicos que tanto estimularán o inhibirán la producción de renina-angiotensina.*

El sistema RA es el mecanismo esencial para la restauración del volumen de fluidos en el cuerpo. Es uno de los sistemas, subordinados a la actividad de la histamina, para beber agua. Regula el colchón vascular para ajustarlo al contenido de fluidos en el sistema circulatorio. Su actividad disminuye por la presencia de más sal y agua, para llenar la capacidad de fluidos en el colchón vascular. En los riñones, percibe la presión del flujo y filtrado para su sistema de producción de orina. Si la presión de filtrado no es adecuada para filtrar la orina y secreción, el sistema de la RA contraerá las venas en este órgano.

Cuando los riñones están dañados y la producción de orina es insuficiente, el sistema de la RA está más activo. Promueve un mayor consumo de sal e induce a mayor sed. El daño de los riñones puede ser la consecuencia de un largo período de deshidratación y merma de sal, que pusieron en funcionamiento la actividad del sistema de la RA, en primer lugar. Pero, en el pasado, no hemos podido reconocer el significado del endurecimiento vascular (hipertensión esencial), como un indicador de la pérdida de fluidos del cuerpo. Ahora, un balance insuficiente de fluidos en el cuerpo deben ser considerados como un factor primario, en algunos casos de daños renales, hasta el punto de necesitar reemplazarlos. Una vez que el sistema de la RA se pone en completo funcionamiento, hasta que un cambio hecho por un sistema natural lo desactive, los componentes del sistema natural para desactivarlo son *AGUA* y *un poco de SAL, en ese orden*, hasta que, la medible rigidez vascular, indique que está en los valores normales.

Las glándulas salivales aparentan tener la habilidad de detectar una deficiencia de sal en el cuerpo. Cuando hay falta de sodio, ellas producen quininas. Las quininas promueven mayor circulación de la sangre e incrementan la formación de saliva *en las glándulas salivales*. Este aumento en la formación de saliva (posiblemente hasta el punto de fluir fuera de la boca) sirve para dos propósitos: Uno, lubricará la boca durante el proceso de ingerir alimentos en un estado de deshidratación del cuerpo; dos, su consistencia alcalina y fluido copioso asistirán en la disolución de los alimentos y su eventual evacuación del estómago. Dentro de los sistemas integrados del cuerpo humano, las quininas de las glándulas salivales también parecen activar el sistema de las RA, que comenzará a influir en todas las partes del cuerpo.

Así, la escasez de sodio (sal) en el cuerpo (que también puede contribuir a una devastadora insuficiencia de agua, fuera de las células), puede iniciar una serie de eventos que podrán últimamente producir una hipertensión esencial y dolores crónicos en los seres humanos. La relación de las quininas salivales con la merma del sodio, la disminución de sal produce pérdida de retención de agua en el cuerpo y gran producción de saliva, a pesar que el cuerpo esté bastante deshidratado, es la paradoja en el diseño natural del cuerpo humano. ¡Expone el grueso error de considerar la "boca seca" como el único indicador de falta de agua en los humanos! Debido a este simple error, la práctica de la medicina y la investigación científica están, hace tiempo, fuera de curso. Mucho recorrido hacia atrás y revisión sobre las decisiones adoptadas van a ser inevitables. ¡Esperemos que la "auto-protección" no sea un obstáculo en ese camino!

¿Que pasa cuando bebemos té, café o gaseosas en lugar de agua? Los estimulantes naturales en el café y té son: grandes cantidades de cafeína y menores cantidades de teofilina. Esos son estimulantes del sistema nervioso central y *al mismo tiempo, son agentes deshidratantes, debido a su poderoso efecto diurético en los riñones.* Una taza de café contiene aproximadamente 85 miligramos de cafeína y una taza de té aproximadamente 50 miligramos de cafeína. Las bebidas colas contienen cerca de 50 miligramos de cafeína, parte de la cual es agregada para estandarizar la receta cuando extraen la substancia activa de las nueces de *Cola Accuminata*.

Esos estimulantes del sistema nervioso central liberan energía de la fuente de almacenamiento del ATP y convierten al ATP en un estado "quemador" del cíclico AMP en las células, a ciertos niveles son poderosos agentes inhibitorios. Ellos también emiten energía, al liberar el calcio en su forma almacenada en las células. Así, la cafeína parece actuar con capacidad de liberar la energía del cuerpo. Todos sabemos el efecto final de la cafeína; lo que también debemos saber, es el efecto que hace caso omiso, *cuando el organismo desea reservar o conservar energías para ciertas actividades*. De esta manera, la acción de algunas hormonas y transmisores no estarán limitadas luego, debido al posible bajo nivel de energías almacenadas. La cafeína producirá un efecto de indiferencia, *hasta que se alcance un bajo nivel en el almacenamiento de energías*. Las bebidas colas tienen exactamente el mismo efecto.

El efecto de la cafeína puede, en algunos momentos, ser considerada deseable pero, *constantemente, sustituir al agua con bebidas conteniendo cafeína privarán al cuerpo de su completa capacidad para la formación de energía hidroeléctrica*. El exceso de cafeína también cosumirá ATP, energías almacenadas en el cerebro, un posible factor que contribuye a los abreviados períodos de atención en los jóvenes, una generación de consumidores de bebidas cola, o el síndrome de la fatiga crónica, como resultado de un excesivo consumo de café en años venideros. Beber cafeína en exceso eventualmente agotará al músculo cardíaco debido a su poder de sobre-estimularlo.

Recientemente, en algunos modelos experimentales, se ha demostrado que la cafeína inhibe el importante sistema de enzimas, PDE (Fosfodiesterasa), que está involucrada en el proceso de la memoria y el aprendizaje. En experimentos documentados, la cafeína afectó a componentes de la visión y la memoria y las habilidades para aprender en las especies estudiadas.

Ahora usted puede darse cuenta del porqué las personas con la enfermedad del Alzheimer y niños con dificultades de aprendizaje no deben beber otra cosa que agua. Bebidas conteniendo cafeína definitivamente, no deben ser consumidas.

Permítame ahora, hacer la conexión de la información contenida en este capítulo con dos diferentes, pero relacionados problemas: hipertensión y formación de colesterol, ambos precursores de problemas cardíacos.

El mecanismo operativo para adaptarse a la deshidratación, que logrará su máximo punto con la vaso-constricción es el mismo que mencionáramos para el estrés. Esto es, la continuada acción de la vasopresina y del sistema de la RA es la responsable de establecer la necesaria adaptación a la falta de agua. Ellos cierran un número de vasos capilares en el colchón vascular e incrementan la presión en el resto, para absorber agua a través de las membranas dentro de las células de "órganos prioritarios". No lo olvide: La deshidratación es el estresante número uno del cuerpo humano, o *cualquier* materia viviente.

20 de octubre de 1995

Dr. F.Batmanghelidj
Global Solutions Inc.
P.O.Box 3189
Fairfax, VA 22043

Estimado Dr. Batmanghelidj:

Soy una persona con esclerosis múltiple. Estuve usando el más grandioso descubrimiento para la salud de la historia (bebiendo dos litros de agua diariamente, nada de cafeína y agregando algo de sal para sazonar) durante cuatro semanas. Con gran confianza, puedo decir que estoy estremecido con los increibles resultados obtenidos. Previamente, durante años, estuve plagado de feas inflamaciones en mis piernas. Dentro de las dos semanas las inflamaciones se han disminuido en un 90 por ciento.

Como paciente de esclerosis múltiple, también me siento agradecido, por haberme liberado de la montaña rusa en la que estaba gracias a la cafeína y el azúcar. Estoy entusiasmado con el incremento constante de mi energía, la cual dura todo el día y llega hasta el anochecer. Estoy sin las desventajas del agotamiento, que sigue al consumo de cafeína. Estaba encadenado a la montaña rusa que solamente me producía durante el día, severos momentos de fatiga. Ahora, que estoy liberado de ese ciclo, también he advertido que estoy mucho más calmado, menos ansioso y más productivo. También, soy más optimista sobre las cosas en general, mejor predispuesto a brindarme a los demás y más alerta a los ritmos naturales de mi cuerpo, que antes estaban químicamente enmascarados por la cafeína

Sinceramente, su descubrimiento me ha devuelto una larga porción de mi vida.

Sinceramente

John Kuna
RD1
Box 1488
Nicholson, Pa. 18446

P.D.: Estaré muy feliz de poder hablar con cualquiera que tenga interés, en lo que he descubierto.

CAPÍTULO 6

ALTA PRESIÓN SANGUÍNEA

*"Los médicos piensan que están haciendo algo por usted
al ponerle un nombre a la enfermedad que usted tiene."*
—IMMANUEL KANT

La alta presión sanguínea (hipertensión esencial) es el resultado
de un proceso de adaptación a una severa deficiencia de agua en
el cuerpo.

Las venas del cuerpo han sido diseñadas para hacer frente a las
fluctuaciones en el volumen de agua y requisitos de los tejidos,
para abrir y cerrar esas venas. Cuando el volumen total de agua
del cuerpo desciende, las venas principales disminuyen sus aber-
turas (cierran sus lúmenes); de otra manera, no habría suficiente
fluido para llenar todos los espacios destinados al volumen sanguíneo, en el diseño de ese particular cuerpo. La incapacidad de
ajustarse al "volumen de agua" por parte de las venas, hará que
los gases se separen de la sangre y llenarán los espacios, causando
"bloqueos de gas". Esta propiedad de regular el lumen para la circulación de los fluidos es el más avanzado diseño incluido en el
principio de la hidráulica, sobre el cual se modela la circulación
de la sangre en el cuerpo.

El traslado y circulación de la sangre es una rutina normal.
Cuando comemos, el mayor caudal de la circulación es dirigido
hacia el aparato digestivo, cerrando la circulación de algunos
vasos capilares en otras zonas. Cuando comemos, más vasos capilares se abren en el aparato digestivo y pocos se abren en los
músculos mayores del sistema. Únicamente, las áreas donde la
actividad requiere una mayor y urgente demanda en el sistema
circulatorio se mantendrán totalmente abiertas para que pueda

pasar la sangre. En otras palabras, es la capacidad de retención de sangre en el colchón capilar lo que determina la dirección y nivel del flujo, a cualquier sitio y en determinado momento.

Este proceso está naturalmente diseñado para enfrentarse con cualquier trabajo prioritario, sin tener la obligación de mantener excesos de fluidos en el cuerpo. Cuando se haya producido la digestión y una menor cantidad de sangre sea necesitada en la zona gastro-intestinal, la circulación en otras áreas se reabrirá más fácilmente. En una forma más indirecta, es la razón por la cual nos sentimos menos activos inmediatamente después de comer y listos para la acción luego de transcurrido un lapso de tiempo. En resumen, hay un mecanismo que establece priori-dades, para la circulación de la sangre en las áreas determinadas, algunos capilares se abren y algunos otros se cierran. El orden es predeterminado, de acuerdo a la escala de importancia de la fun-ción. El cerebro, pulmones, hígado, riñones y las glándulas tienen prioridad sobre los músculos, los huesos y la piel en la distribu-ción de la sangre, a no ser que otra prioridad sea programada por el sistema. Esto ocurrirá, si una continua demanda de cualquier parte del cuerpo influencia la cantidad de circulación sanguínea en la zona, como por ejemplo, el desarrollo muscular a través del ejercicio regular.

FALTA DE AGUA: POTENCIAL PARA LA HIPERTENSIÓN

Cuando no bebemos la suficiente cantidad de agua para asistir a todas las necesidades del organismo, algunas células se deshidratan y pierden algo de su agua en la circulación. Los col-chones capilares, en algunas áreas deberán cerrarse, para que se ajuste la capacidad incompleta, donde se la necesite. *Cuando hace falta de agua o sequedad en alguna parte del cuerpo, el 66 por ciento se la toma del volumen almacenado dentro de las células, el 26 por ciento del volumen exterior a las células y el 8 por ciento es tomado del volumen de sangre* (Ver Figura 13). Las venas no tienen otra alter-nativa que cerrar su lumen, para compensar la pérdida del volumen sanguíneo. El proceso comienza cerrando algunos capi-

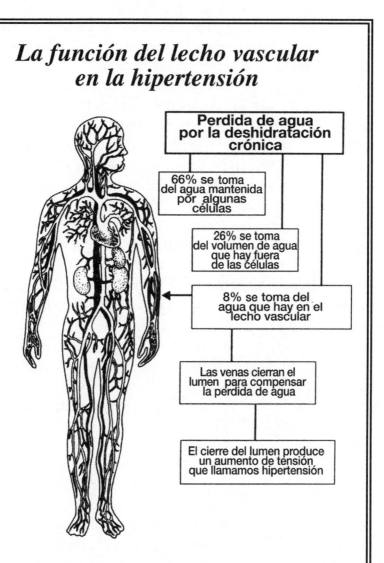

La función del lecho vascular en la hipertensión

Perdida de agua por la deshidratación crónica

66% se toma del agua mantenida por algunas células

26% se toma del volumen de agua que hay fuera de las células

8% se toma del agua que hay en el lecho vascular

Las venas cierran el lumen para compensar la perdida de agua

El cierre del lumen produce un aumento de tensión que llamamos hipertensión

Figura 13: *El sistema vascular de todo el cuerpo se adapta a la pérdida de volumen, seleccionando el cierre del lumen. Una de las principales causas, para la pérdida del volumen de sangre, es la pérdida de agua en el cuerpo o su deficiencia, a través de la falta de la sensación de sed.*

lares en áreas menos activas. De otro modo, ¿de que forma se podrá hacer el balance para mantener a esos capilares abiertos?. ¡El déficit en la cantidad de agua deberá provenir de afuera o será tomado de otra parte del cuerpo!

Como consecuencia de la actividad del lecho vascular en el cuerpo, finalmente podrá determinarse el volumen de la sangre circulante. Cuanto más se ejerciten los músculos, más se abrirán los capilares y mantendrán mayor cantidad de sangre, dentro de las reservas circulantes. *Esta es la razón por la que el ejercicio es un componente importante para los ajustes fisiológicos, en aquellos que sufren de hipertensión.* Este es un aspecto de la fisiología de la hipertensión. El lecho de los capilares debe mantenerse abierto y lleno y no ofrecer resistencia a la circulación de la sangre. Cuando el lecho capilar está cerrado y ofrece resistencia, únicamente con una fuerza adicional en el flujo sanguíneo, asegurará el pasaje de algunos fluidos, a través del sistema.

Otra razón, por la cual el lecho de los capilares puede convertirse en algo selectivamente cerrado, es por la insuficiencia de agua en el cuerpo. Básicamente, *el agua que bebemos en definitiva deberá entrar finalmente dentro de las células, el agua regula el volumen de la célula desde adentro. La sal regula la cantidad de agua que se mantiene fuera de las células, el océano alrededor de las células.* Hay un muy delicado proceso de balance en el diseño del cuerpo, de manera de poder mantener la composición de la sangre a expensas de la fluctuación del contenido de agua, en algunas células del cuerpo. Cuando hay falta de agua, algunas células funcionarán sin una porción de su necesidad normal y algunas otras tendrán una predeterminada ración de su necesidad normal y otras recibirán una predeterminada ración para mantener su función (como fue explicado, el mecanismo involucra el filtrado del agua, a través de las membranas celulares). Sin embargo, la sangre, normalmente retendrá la consistencia de su composición. Debe hacerse para mantener la normal composición de elementos, que lleguen a centros vitales.

En este punto es donde el "paradigma disolvente" es inadecuado y funciona equivocadamente. Se basa en el inventario y las evaluaciones de las funciones del cuerpo, en los contenidos sólidos de la sangre. No reconoce la deshidratación comparativa de algunas partes del cuerpo. Todos los exámenes de sangre aparentan ser normales y al mismo tiempo los pequeños capilares del corazón y el cerebro pueden estar cerrados y ser la causa de que algunas de las células de esos órganos manifiesten un gradual deterioro, al aumentar la deshidratación por un largo período de tiempo. Cuando usted lea la sección sobre la formación del colesterol, este concepto le será más claro.

Cuando perdemos la sensación de sed (o no reconocemos las otras señales de la deshidratación) y bebemos menos agua de lo que se requiere diariamente, el cierre de algunos colchones vasculares es la única alternativa natural, para mantener al resto de las venas llenas. La pregunta es, ¿durante cuanto tiempo podemos seguir así? La respuesta es, el tiempo suficiente hasta que finalmente, nos enfermemos gravemente y podamos morir. ¡A menos que adoptemos sabiamente el cambio de paradigma de modo profesional e integralmente y empecemos a reconocer el problema asociado con el metabolismo y los disturbios en el cuerpo humano como asimismo la variedad de señales de sed, *la deshidratación crónica continuará cobrando sus víctimas, tanto en nuestros cuerpos como en nuestra sociedad!*

La hipertensión esencial debe ser tratada, prioritariamente, incrementando la ración diaria de agua. La forma en que, actualmente, se trata la hipertensión está equivocada hasta el punto de ser un *absurdo científico.* El cuerpo está tratando de retener su volumen de agua y nosotros decimos que el diseño de la naturaleza está en nosotros: "¡No, usted no entiende, usted debe tomar diuréticos y liberarse del agua!" Si eso sucede, si no bebemos suficiente agua, la única otra forma que tiene el cuerpo de asegurarse el agua, es a través del mecanismo de mantener sodio en el cuerpo. El sistema RA está directamente involucrado. Únicamente, cuando el sodio es retenido, el agua se mantendrá en los compartimentos extra-celulares. Desde esos compartimentos, a través del mecanismo de producción "cabeza de ducha", el agua será forzada dentro de algunas células en estado "prioritario". *Por lo tanto mantener sodio en el cuerpo, será la última posibilidad de retener algo de agua, para que pueda ser filtrada a través de su "cabeza de ducha"*

Hay allí un diseño sensible, anexado a la retención de sodio en el cuerpo. Asumir esto, como la causa de la hipertensión, es inexacto y surge del conocimiento insuficiente del mecanismo regulatorio del agua en el cuerpo humano. Cuando se suministran diuréticos para eliminar el sodio, el cuerpo queda más deshidratado. El nivel de deshidratación se alcanza cuando está la "boca seca" y algo de agua se toma para compensar. El uso de diuréticos mantienen al cuerpo en un nivel expandido, en la administración deficitaria del agua. Ellos no curan la hipertensión, hacen que el cuerpo esté más predispuesto para absorber más sal y agua, por lo tanto, nunca lo suficiente como para corregir el problema. Ese es el porqué luego de un tiempo los diuréticos no son suficientes y forzarán a tener que suministrarle al paciente remedios suplementarios.

Otro problema en el establecimiento de la hipertensión es la forma en que se la mide. *La ansiedad asociada con el tener hipertensión automáticamente afectará a la persona en el momento del examen.* La lectura de los instrumentos pueden no reflejar la verdad de la natural y normal presión sanguínea. Un médico sin mucha experiencia o apurado, más temeroso de enfrentar un juicio que concienzudamente emitir un juicio certero, puede asumir que el paciente tiene hipertensión, mientras que la persona puede estar sufriendo un instante de "ansiedad clínica" produciendo este hecho, una mayor lectura en el instrumento. Otro muy importante, pero menos conocido problema, con el mecanismo de leer la presión sanguínea es el proceso de inflar la funda del equipo sobre el lugar donde se hace la lectura sistólica y dejando luego salir el aire, hasta que se escuche el pulso.

Cada arteria grande, y posiblemente las pequeñas, tienen un nervio que las acompañan, cuya función es la de controlar el flujo de sangre por la arteria. Con la pérdida de presión detrás de la venda, que ahora se encuentra inflada a grandes niveles, el proceso de abrir con "presión" las obstrucciones de las arterias, se pondrá en funcionamiento. Cuando llegue el momento de disminuir la presión de la venda para leer el nivel del pulso, la lectura de una inducida artificialmente alta presión sanguínea, será algo inevitable. Desafortunadamente, la medición de la hipertensión es tan arbitraria (y basada en el nivel diastólico) que, en esta sociedad litigiosa, el menor error en la evaluación puede determinar que el paciente sea hipertenso. ¡Este es el momento cuando toda la "diversión y juegos" comienzan!

El agua, en sí misma es el mejor diurético natural. Si la persona, que tiene hipertensión y produce cantidades adecuadas de orina, incrementa la cantidad diaria de agua, no tendrá necesidad de tomar ningún diurético. Si la hipertensión prolongada que ha producido la deshidratación, ha provocado complicaciones y fallas cardíacas, el incremento del agua a beber, deberá ser gradual. De esta forma uno se asegura que la colección de fluidos en el cuerpo no sea excesiva ni incontrolable.

El mecanismo de retención de sodio en esas personas se presenta de un modo "forzado". Cuando la cantidad de agua que se bebe se incrementa gradualmente y más orina se produce, el edema de fluidos (hinchazón) que está lleno de substancias tóxicas será eliminado y el corazón recobrará su fuerza.

Las siguientes cartas se incluyen aquí, con el amable permiso de sus autores, quienes desean compartir sus buenas experiencias con los lectores de este libro.

¡Si usted puede deducir porqué el médico no tenía interés en descubrir cómo la madre de Carlos bajó la presión sanguínea hasta la normalidad, se dará cuenta del porqué tenemos una crisis en el cuidado de la salud en nuestras manos!

Michael Peck en el pasado estuvo involucrado en actividades administrativas con la Fundación para la Medicina Simplificada. La fundación es una institución para la investigación médica "laboratorio de ideas". A nivel científico y de la educación pública, la fundación está comprometida en introducir el cambio de paradigma sobre el metabolismo del agua en el cuerpo, en este país. El Sr. Peck brevemente explica sus problemas médicos desde su niñez. ¿Quién en el mundo puede haber pensado que tantos disparates médicos sobre enfermedades podían estar relacionados y luego de muchos años, esas condiciones desaparecerían, como resultado de un simple ajuste en la cantidad diaria de agua a beber? La solución para los problemas médicos del Sr. Peck fueron tan extraordinarios, que su esposa también adoptó el mismo "tratamiento ritual".

22 de noviembre de 1993

Estimado Dr. Batmanghelidj,

Acabo de ordenar otra copia de su libro sobre agua, habiéndole dado a mi hijo mi primera copia. A todos les hablo de él y de mis experiencias. Posiblemente usted esté interesado.

Mi primer hijo, Carlos, 58, que vive conmigo, es sordo y autista. Lo llevo 3 o 4 días por semana a una institución para discapacitados. Allí, le han estado tomando la presión sanguínea y el doctor me notificó que debía comenzar a darle medicamentos, su presión sanguínea era 140-160/100-104. Justo había recibido su libro y le pedí al médico que me dejara experimentar por dos semanas. Reaciamente lo aceptó, pero me advirtió que era algo muy peligroso. Lo mantuve a Carlos en casa y comencé con la rutina de agua, también agregando un poquito de magnesio y potasio.

Luego de dos semanas, la enfermera tomo su presión sanguínea y era 106/80. Ella dijo: "El doctor vendrá pronto", evidentemente, el Doctor no le creyó y lo verificó personalmente y tuvo que admitir que así era. No me preguntó que fue lo que hice y no le dije sobre el agua, pero si la presión sanguínea continúa así, se lo diré.

Yo también empecé con la rutina del agua, sin ningún problema particular en mente, pero advertí, que en más o menos diez días, mi tendencia a marearme cuando movía mi cabeza rápidamente, había desaparecido. Tampoco estaba en condiciones de acostarme en forma horizontal durante la noche y tenia que ponerme varias almohadas. Ahora, estoy mucho mejor y solamente he tenido un episodio en más de un mes: Tengo 82 años y 1/2.

Gracias por el trabajo que usted está haciendo, es muy necesario. Más fuerza para usted.

Marjori Ramsay.

MICRO INVESTMENTS, INC.

Dr. F. Batmanghelidj

25 de Marzo de 1992

Fundación para la Medicina Simplificada
2146 Kings Garden Way
Falls Church, Va. 22043

Estimado Fereydoon:

Esta carta es un testimonio a los méritos del agua, como una esencial parte de los requerimientos dietéticos diarios para tener buena salud. He seguido sus recomendaciones, casi por cinco años y ahora me encuentro que doy por sentado los efectos positivos de beber agua.

Cuando empecé con el programa desde pequeño tenía: exceso de peso, alta presión sanguínea y sufría de asma y alergias. Estuve en tratamiento para esos problemas. Hoy, tengo mi peso y presión bajo control (pérdida de peso de aproximadamente 15 kilos y diez puntos menos en la presión sanguínea). El programa redujo la frecuencia de los problemas relacionados con el asma y la alergia, hasta el punto de no existir prácticamente. Adicionalmente, hubieron otros beneficios, experimenté menos resfriados y gripes y generalmente, de menor gravedad.

Le mostré este programa a mi esposa, que estuvo tomando medicinas para su presión sanguínea, durante los últimos cuatro años y luego de incrementar la cantidad de agua diaria, recientemente ha podido eliminar sus medicinas.

Gracias nuevamente por su programa

Michael Peck

907 Crystal Creek Drive   Austin, Texas 78746   Tel/Fax (512), ——

Michael Paturis es un amigo Rotario. Advirtió sobre mi trabajo, cuando me pidieron hablar en su Club, algunos años atrás. Un día almorzamos juntos y le expliqué en detalle porqué la hipertensión y la acumulación de grasas generalmente, son las consecuencias de una deshidratación crónica. Aceptó mi consejo de incrementar la cantidad de agua que debía beber. También convenció a su esposa de hacer lo mismo. Advierta el impacto de incrementar la cantidad de agua en la alergia y asma que han sido comentadas en las dos cartas.

El Teniente Coronel Walter Burmeister ha observado el efecto del agua en su propia presión sanguínea. Como lo podrá leer en su carta que está siendo publicada con su amable consentimiento él también ha experimentado sin medicinas el ajuste diseñado por la naturaleza a su presión sanguínea.

¿Si el agua es un diurético natural, por qué la gente inteligente y que aparenta haber estudiado, todavía insiste en usar químicos para liberarse del agua de los riñones? En lo que a mi respecta esta acción constituye negligencia. Teniendo en cuenta que esto eventualmente dañará los riñones y finalmente al corazón, esta práctica debe detenerse.

Mis colegas, quienes todavía insisten en utilizar ciegamente a los diuréticos para el tratamiento de la hipertensión están dirigiéndose a previsibles pleitos por negligencia en el tratamiento de sus pacientes. La nueva información proveerá a sus pacientes con suficientes detalles, para comprender el daño que se les ha causado, por la estúpida forma de haber sido tratados por su "hipertensión" con diuréticos. Permita que la acción adoptada en febrero de 1995 de los fumadores contra la industria tabacalera sea una lección para la industria del cuidado de la salud.

Estudio Legal de
E. Michael Paturis

E. Michael Paturis
Lee Street Square
431 N. Lee Street
Old Town
Alexandria, VA 22314

20 de febrero de 1992

Dr.F. Batmanghelidj,
Fundación para la Medicina Simplificada
2146 Kings Garden Way
Falls Church, Virginia 22043

Estimado Dr. Batmanghelidj:

Nuevamente, deseo agradecerle por su bondad en ayudar a mi esposa y a mi, en apreciar mejor la importancia del agua en nuestra salud.

Ambos sentimos que el incremento consciente en nuestro consumo de agua ha contribuido enormemente a que hayamos perdido peso, una disminución de peso que había sido requerida para los dos durante muchos años, por nuestros respectivos médicos. Mi disminución de peso de aproximadamente 23 kilos ha resultado en una gran reducción en mi presión sanguínea y ya no estoy tomando ninguna medicina para controlarla. La pérdida de peso de mi esposa la alivió de la molestia que durante años tenía en su espalda. Adicionalmente ella cree que bajar de peso también ha reducido sus problemas y molestias de sus alergias.

Con los mejores deseos,

Cordialmente
E. Michael Paturis

EMP:map

3 de agosto de 1994

Dr. Fereydoon Batmanghelidj
Fundación para la Medicina Simplificada
2146 Kings Garden Way
Falls Church, Virginia 22043

Estimado Dr. Batmanghelidj:

Desde mi carta del 24 de mayo de 1994 y su subsiguiente llamado telefónico, un cambio de domicilio ha consumido mi tiempo. La nueva dirección es LTC Walter F. Burmeiter, 118 Casitas del Este, El Paso, Texas 79935.

Aunque, mucho más importante que esos hechos, estoy en condiciones de verificar como el agua efectivamente reduce la hipertensión. Comenzando a principios de abril de 1994 y dejando detrás años de diuréticos y bloqueadores de calcio, de acuerdo con sus recomendaciones, durante aproximadamente tres meses he bebido como mínimo 8 vasos de un cuarto de litro de agua cada uno y ocasionalmente más. La presión sanguínea que hasta ahora era controlada por medicamentos, gradualmente disminuyó de un promedio de 150-160 sístole sobre 95/98 diástole a un nivel increíble, sin drogas, de 130/135 sístole sobre 75/80 diástole, como fluctuaciones promedio.

Mi esposa hace esas mediciones en nuestra casa, cada vez tomándolas dos o tres veces. Los registros muestran variaciones de 120 (sístole) sobre 75 (diástole) y raramente unos picos de 140 (sístole) sobre 90 (diástole) Sin embargo el promedio, como lo dije anteriormente, predomina uniformemente.

Además de vitaminas y minerales, esta forma de tratar sin drogas, basada esencialmente en agua de la canilla y *un poquito de sal*, ha relajado mi sistema y justifica la confianza en lo que usted sostiene como un verdadero, revolucionario y maravilloso concepto médico.

Si usted está dispuesto a publicar un libro con testimonios aplicables del sistema de hidratación, le ofrezco mi experiencia personal, como una forma de decirle muchas gracias.

Suyo respetuosamente,

Walter F. Burmeister
Tte. Cnl. AUS   RET

118 Casitas del Este Pl.
El Paso, Texas 79935
Tel.: 1-915-590-7545

CAPÍTULO 7

ALTO COLESTEROL EN LA SANGRE

El alto contenido de colesterol en la sangre es una señal de que las células del cuerpo han desarrollado un mecanismo de defensa sobre la presión osmótica de la sangre, que sigue bombeando agua a través de las membranas de las células. *La sangre concentrada no puede liberar suficiente agua, para pasar a través de la membrana de las células* y mantener el normal funcionamiento de ellas. El colesterol es una "arcilla" natural que, cuando ingresa en los espacios que hay entre las membranas celulares, hará que las paredes de las células sean insensibles al pasaje del agua. (ver Figura 14). La excesiva producción y sedimentación en las membranas celulares es parte del diseño natural para la protección de las células vivas, previniendo la deshidratación. En células vivas, el colesterol es un agente que regula la permeabilidad de las membranas celulares al agua. En células vivientes que no poseen núcleos, la composición de ácidos grasos empleados en la manufactura de membranas celulares le dará el poder de sobrevivir a la deshidratación y sequía. La producción de colesterol en la membrana celular, es parte del sistema de supervivencia de las células. Es una substancia necesaria. *Su exceso denota deshidratación.*

Normalmente, es el agua que instantánea, repetida y en formas transitorias, de hojas adhesivas, envuelve juntas a las cadenas de bloques de carbohidratos. En una membrana deshidratada, esta propiedad del agua se pierde. Al mismo tiempo, esa agua está envolviendo la sólida estructura de la membrana y también se dispersa por los espacios inter-celulares.

La Figura 14, ha sido diseñada para demostrar la estructura de la membrana de dos capas durante su plena hidratación y su

posible extremada deshidratación. He presentado este concepto, muy bien esdudiado, en una reunión internacional de
investigadores sobre el cáncer. Las mismas declaraciones científicas están publicadas y han sido discutidas por otros investigadores. ¿Como este fenómeno afecta nuestras vidas todos los
días? La respuesta es simple. Imagínese que está sentado en la
mesa y le traen la comida. Si usted no toma agua antes de
ingerir la comida, el proceso de la digestión de los alimentos
producirá un daño en las células del cuerpo. El agua deberá ser
vertida en la comida dentro del estómago para disolver las proteínas y separarlas en sus componentes básicos de aminoácidos.
En el intestino, más agua será necesaria para procesar los ingredientes de la comida y luego enviarlos al hígado.

En el hígado, las células especializadas harán un nuevo proceso de los materiales digeridos por el intestino y luego pasará,
la *sangre recargada y ajustada en su composición*, al lado derecho
del corazón. En el hígado más agua es utilizada para procesar los
ingredientes de las comidas. La sangre proveniente del lado
derecho del corazón también recibe algo de componentes
"grasos" del sistema linfático, los que son depositados en el lado
derecho del corazón y luego bombeados dentro de los pulmones
para ser oxigenados e intercambiar los gases disueltos en la
sangre. En los pulmones la aireación de la sangre produce más
deshidratación debido al proceso de evaporación de agua,
"vapor de invierno".

Ahora esta sangre altamente concentrada proveniente de los
pulmones es pasada al lado izquierdo del corazón y bombeada
dentro de la circulación arterial. Las primeras células que se
enfrentarán con esta sangre osmóticamente concentrada son las
células que forran las venas y capilares del corazón y del cerebro.
Donde las arterias se curvan las células dañadas osmóticamente
también enfrentarán la presión de la sangre que llega. Aquí las
células deberán, tanto defenderse a sí mismas, como convertirse
en algo irreversiblemente dañado. No se olvide, que la integridad
de sus membranas celulares es proporcionalmente dependiente
de la presencia de "agua" que está disponible para ellas y no la que

Dos comportamientos de la membrana Bicapa

DESHIDRATADA   **HIDRATADA**

La membrana que cubre cualquier célula tiene dos capas distintas

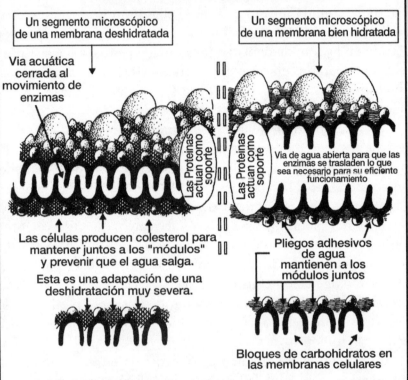

Un segmento microscópico de una membrana deshidratada

Un segmento microscópico de una membrana bien hidratada

Via acuática cerrada al movimiento de enzimas

Las Proteinas actuan como soporte

Via de agua abierta para que las enzimas se trasladen lo que sea necesario para su eficiente funcionamiento

Las células producen colesterol para mantener juntos a los "módulos" y prevenir que el agua salga.

Esta es una adaptación de una deshidratación muy severa.

Pliegos adhesivos de agua mantienen a los módulos juntos

Bloques de carbohidratos en las membranas celulares

Figura 14: *En una membrana bien hidratada, el agua es el material adhesivo que también fluye a través de las cadenas de módulos de carbohidratos. Las dos capas estan separadas y el espacio es utilizado como una 'via de agua' para la actividad de las enzimas. En una membrana deshidratada el colesterol se produce para mantener a los "módulos" juntos y también para prevenir mayor pérdida de agua, proveniente del interior de las células. La 'via de agua' también está obstruida, por formaciones realizadas por las proyecciones de los "módulos", a la izquierda del gráfico.*

está desechada osmóticamente . Mirando la Figura 15 y luego la Figura 14 se podrá entender el proceso de la "adaptación del colesterol" para una fácil deshidratación.

Hay un momento en que el cerebro comienza a reconocer la escasez severa que impone el agua en el cuerpo y cuando se está comiendo sentirá el deseo de beberla. Ya será muy tarde, porque el daño está registrado por las células que forran el interior de las venas. ¡Sin embargo, cuando esta deshidratación se registra produciendo además el dolor por dispepsia, nosotros, muy estúpidamente, le damos a la persona antiácidos! ¡No agua, antiácidos! ¡No agua, agentes bloqueadores de la histamina! Desafortunadamente, este es el problema con todos los tratamientos, cuyos procedimientos están guiados por el "paradigma de las substancias disueltas." *Todos los tratamientos están orientados al "alivio de los síntomas". No están dirigidos a la eliminación de la raíz del problema. Esto es porque las enfermedades no son curadas. Solamente son "tratadas", durante la vida de la persona.*

La causa real de las enfermedades degenerativas no se la conoce debido a que se persigue al paradigma equivocado. Si comenzamos a apreciar que, para el proceso de la digestión de la comida, *el agua es lo más esencial*, la mayor parte de la batalla está ganada. Si nosotros le damos la cantidad necesaria de agua al cuerpo *antes* de comer, toda la batalla contra la formación del colesterol en las venas, se ganará.

Luego de un largo período regulando la cantidad diaria de agua bebida, para que las células estén bien hidratadas, gradualmente, el sistema de defensa del colesterol, que permite el libre paso del agua a través de las paredes celulares, será cada vez menos requerido y su producción disminuirá. La sensibilidad hormonal, las enzimas que queman grasas del cuerpo, han demostrado activarse luego de una hora de caminar. Se mantienen activas durante 12 horas. Parece también que al reducirse el colesterol en la sangre y caminando para inducir la actividad de los "quemadores de grasas", los depósitos de colesterol también serán disueltos y el paso de la sangre a través de las arterias bloqueadas será posible. (Ver la carta del Sr.Fox).

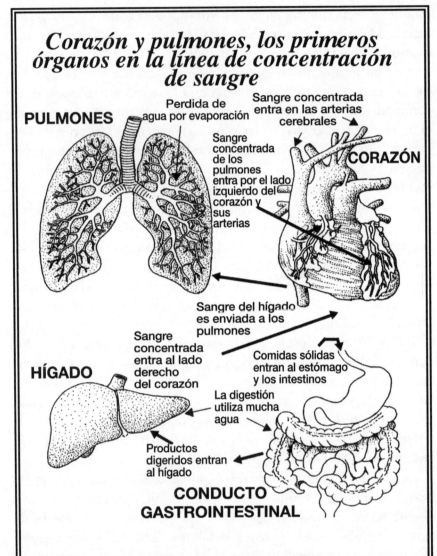

Corazón y pulmones, los primeros órganos en la línea de concentración de sangre

PULMONES

Perdida de agua por evaporación

Sangre concentrada entra en las arterias cerebrales

Sangre concentrada de los pulmones entra por el lado izquierdo del corazón y sus arterias

CORAZÓN

Sangre del hígado es enviada a los pulmones

Sangre concentrada entra al lado derecho del corazón

HÍGADO

Comidas sólidas entran al estómago y los intestinos

La digestión utiliza mucha agua

Productos digeridos entran al hígado

CONDUCTO GASTROINTESTINAL

Figura 15: *Los alimentos sólidos van a ser digeridos en el estómago y los intestinos, pasados al hígado para mayores manipulaciones químicas y por vía de la circulación sangínea a través del corazón y pulmones llegarán al resto del cuerpo. Si no se toma suficiente agua antes de comer, la sangre circulante estará altamente concentrada. Influenciará osmóticamente a las células a su paso.*

Caminar dos veces por día, cada 12 horas, mantendrá la actividad de la hormona sensible "lipasa", la enzima degradadora de grasas durante el día y la noche y ayudará a limpiar el exceso de depósitos de lípidos en las arterias.

TESTIMONIOS QUE LO HARÁN REFLEXIONAR

La preocupación del Sr. Mohammed Wahby no es la única. Todos aquellos que hayan aumentado los niveles del colesterol en la sangre están preocupados. Es comúnmente conocido, que muchas enfermedades están asociadas con el aumento del colesterol en la circulación de la sangre. Diferentes niveles de colesterol en la sangre han sido considerados normales en el pasado. Siempre disminuyendo el límite, hasta que actualmente alrededor de 200 (miligramos por centímetro cúbico de sangre) es considerado normal. Esta figura es un cálculo arbitrario. Personalmente creo que el nivel normal debe estar alrededor de 100 a 150 miligramos por centímetro cúbico. Mis propios niveles empezaron cerca de 89 y nunca subieron a más de 130. ¿Por qué? Porque durante años y años, mis días comenzaron con dos o tres vasos de agua. En relación a esto, el 28 de marzo de 1991, un informe publicado por el *New England Journal of Medicine* se refiere a un señor de 88 años de edad que comía 25 huevos por día y tenía el nivel de colesterol normal. Esto revela el hecho de que el colesterol que ingerimos aparenta tener muy poco que ver con el alto nivel de colesterol en la sangre que algunas personas tienen.

Tengamos una cosa en claro: *La formación excesiva de colesterol es el resultado de la deshidratación.* Es la deshidratación la que produce muchas diferentes enfermedades y no el nivel de colesterol que circula por la sangre. Es por lo tanto más prudente atender a la cantidad de agua que debemos beber diariamente que a la comida que ingerimos. Con una apropiada actividad enzimática, cualquier comida puede ser digerida, incluyendo su contenido de colesterol. El Sr. Wahby puede reducir sus niveles de colesterol, sin demasiada preocupación sobre sus comidas. (Ver carta en la página 91).

El vive normalmente y además sus niveles de colesterol bajaron dramáticamente de 279 a 203 en dos meses, sin ninguna limitación en las comidas. Todo lo que tuvo que hacer fue beber dos vasos de agua antes de sus comidas. Si él hubiese caminado diariamente, estos niveles podrían haberse reducido durante ese período de dos meses. Cuando llegue el momento, los reducirá. Su testimonio se publica con su amable permiso. Él está tan feliz con la simplicidad del proceso que desea compartir su alegría con otros.

Si incrementando la cantidad de agua baja los niveles de colesterol, para volverlos a subir asegúrese que su cuerpo no se esté quedando corto de sal. Lea la sección sobre la sal en el capítulo 13. Debe comprender, que el colesterol es el constructor básico de la mayoría de las hormonas del cuerpo. Naturalmente el incentivo para aumentar la producción de hormonas también aumentará el nivel de producción del colesterol.

Básicamente, es aceptado que las enfermedades del corazón comienzan con el depósito de placas de colesterol en las arterias del corazón. En las etapas finales, las dos pueden existir al mismo tiempo. Sin embargo, en mi opinión, eso comienza cuando los químicos que producen constricción proveniente de los pulmones, se vuelcan sobre la circulación que va al corazón. Como ha sido explicado en el capítulo sobre el asma, en la deshidratación, parte del proceso de preservación del agua es por la secreción asociada de substancias que contraen a los bronquios, en una cierta etapa que no se manifiesta en un ataque de asma, los mismos químicos, si ingresan en la circulación sanguínea que pasa a través de los pulmones, también contraerán las paredes de las arterias del corazón una vez que sean alcanzadas. Esta situación conducirá a los dolores de corazón, conocidos como dolores de angina de pecho.

Estas mismas substancias químicas pueden preparar el camino también para el depósito del colesterol en las paredes de las arterias. El factor común a todas las diversas condiciones denominadas como distintas enfermedades del corazón y pulmones, es una establecida deshidratación. Mire la carta del Sr. Sam Liguori, publicada con su amable permiso. Su dolor anginal desapareció cuando comenzó a beber más agua. También sufría de hernia hiatal. Eso comenzó a mejorarse. Hay que darle un poco de tiempo y se recuperará completamente. También lea la carta de la Sra. Loretta Johnson. Podrá observar que en una persona con un joven corazón de 90 años, su dolor anginal puede ser tratado con agua, hasta el extremo que ella ya no necesita ningún medicamento para sus dolores del corazón.

Tengo muchas, muchas cartas semejantes a esas. No es posible publicarlas todas. He seleccionado unas pocas de ellas, para demostrarle que mi propuesta no es una teoría. De hecho, funciona para diferentes personas y a diferentes edades.

EMBAJADA DE LA REPUBLICA ARABE DE EGIPTO
DEPARTAMENTO DE PRENSA E INFORMACION
1666 CONNECTICUT AVENUE, N.W. SUITE 440
WASHINGTON D.C. 20009

1 de mayo de 1991

Dr. Fereydoon Batmanghelidj
Fundación para la Medicina Simplificada
P.O. Box 3267, Falls Church, VA 22043

Estimado Dr. Batmanghelidj,

Esta carta es para decirle cuán agradecido estoy por haberme hecho una persona con menos preocupaciones. He sufrido por los altos niveles de colesterol desde 1982. Tenía un nivel de 278 cuando me lo descubrieron por primera vez. En ese entonces estaba en Alemania y me pusieron en una dieta tan estricta que bajé 8 kilos en menos de dos meses y el colesterol disminuyó solamente hasta 220. Me negué a aceptar bajarlo más con medicamentos, ya que en Egipto los médicos todavía creen que ese nivel no es realmente peligroso de acuerdo a las mediciones prevalecientes en nuestro país.

Desde que debí atender almuerzos de trabajo más de lo que esperaba, aún para un diplomático, además de las responsabilidades adicionales de atender a los medios, mi colesterol siempre subía hasta más o menos 260 para luego bajar a 200, gracias a que me ponía a dieta sistemáticamente. Sin embargo, debe ser comentado que, estando fuera de mi casa, la dieta era difícil de mantener. De cualquier modo era muy estricto con ella. De hecho, aún comiendo afuera, era muy cuidadoso para escoger comidas, que no fuesen muy ricas en grasas.

El año pasado tuve un gran susto al descubrir que mi nivel de colesterol en la sangre subió a 279. Fui afortunado de haberlo conocido a usted en ese momento. Cuando me "recetó" gran cantidad de agua (dos vasos llenos) y tomarla antes de las comidas en lugar de los medicamentos que estaba por tomar en ese momento, me sentí muy escéptico. Y algo más, cuando ví que no puso ningún énfasis en la dieta. ¡En dos meses y con muy poca atención a todas las viejas "reglas" que estaban haciendo mi vida miserable, mi colesterol bajó a 203 por primera vez en más de nueve años! Sorpresivamente, mi peso también bajo cuatro kilos y desde entonces está bajo control. De hecho, me siento tan bien que estoy seguro que la próxima vez que vaya a un examen de sangre, el nivel de mi colesterol lo encontrarán aún más bajo. ¡Entonces, adiós a los estándares egipcios "normales" y bienvenido a los nuevos niveles americanos de colesterol, sin los asociados sentidos de la privación!

Gozando las comidas, por supuesto en forma moderada, como no lo había podido hacer por mucho tiempo y libre de las preocupaciones que siempre estaban en mi mente, yo creo que le debo a usted un MUCHAS GRACIAS.

Sinceramente

Ministro Mohammed Wahby
Director del Departamento de Prensa e Información

WARD
The talk station
1550–AM

2 de diciembre de 1994

Global Health Solutions, Inc.
Atención: F. Batmanghelidj, M.D.
P.O. Box 3189
Falls Church, VA 22043

Estimado Dr. Batmanghelidj:

Solamente, unas pocas líneas para agradecerle haber informado a nuestros oyentes sobre los beneficios para la salud, al beber dos litros de agua por día.

No solamente ayudó a nuestra audiencia radial. Yo personalmente disfruto del resurgimiento de mi energía, luego de beber dos litros de agua cada día, luego de casi una semana.

El dolor anginal que he sufrido durante cinco años ha desaparecido y la angustia que me producía mi hernia hiatal se ha reducido enormemente. Me siento como una persona nueva.

Estuve haciendo programas en Radio WARD durante los últimos 20 años y debo decir que la entrevista con usted es de las que siempre recordaré.

Sinceramente,

WARD Brodcasting Corporation
Samuel M. Liguori, Director del Programa

SML: rwb

P.O. Box 1550 Pittston, PA 18640
(717) 655-5521

Sra. Loretta M. Johnson
174 Cherry St.
Naugatuck, CT 08770-4595

11 de mayo de 1994

Estimado Dr. Batmanghelidj:

Tengo 90 años de edad y sufro de angina. No tengo dolores de pecho ni calambres, pero en la base de mi garganta, tengo dolor, una tensión dolorosa y mi pulso late como un caballo desbocado.

Pero, luego de leer su libro "Los Muchos Clamores de su Cuerpo por el Agua" empecé a tomar agua. ¡Cuando tengo un ataque de angina, descanso y tomo agua! ¿Puede creerlo? No necesito más el Nytrostat (nitroglicerina buferada). Estoy muy contenta porque el nitro quemaba mi boca y me producía úlceras en la boca. Ahora llevo una pequeña botella de agua conmigo a toda hora, en adición a la que bebo en mi casa. Un millón de gracias.

Loretta M. Johnson
Naugatuck, CN 06770

En el caso del Sr. Fox su enfermedad aguda del corazón fue revertida para que nuevamente pudiese tener una vida normal, sin el bypass que está ahora tan de moda. El Sr. Fox está en su sexta década de vida. Es un ingeniero electrónico retirado, que ha estado en la Marina durante muchos años con actividades de gran responsabilidad. Hoy, es uno de los 50 especialistas en Visión Natural entrenado por Bates. En algún momento de su vida, estaba casi ciego de un ojo y perdiendo la visión del otro. Estaba intrigado con el método de Bates para el entrenamiento de la visión, debido a sus propias necesidades. Como resultado de su entrenamiento ya no se va a quedar ciego y su visión está a salvo.

Años antes, era considerado hipertenso. Recibía medicaciones para reducir su presión sanguínea. No podía tomarlas, lo empeoraron. Sus problemas comenzaron cuando sufrió ataques cardíacos. Su carta explica lo que le pasó y porqué ahora está bien. Lo más importante de su carta es que luego de dos meses de haber incrementado el agua que bebía y un pequeño ajuste en su dieta como complemento a sus caminatas diarias, sus arterias coronarias se limpiaron lo suficiente para que se sintiera bien. Ahora disfruta una actividad normal sin dolores y todo ello sin el uso de ningún remedio o el sufrimiento de un procedimiento quirúrgico de bypass.

¡Imagínese que una persona con semejante problema cardíaco como el Sr. Fox pudo, en casi dos meses, volver a una vida normal sin necesitar un tratamiento invasivo, habiendo fallado el tratamiento químico! El tratamiento diseñado por la naturaleza al problema científico y lógico, aparenta depender de un fisiológicamente revertido proceso de la enfermedad. Es una forma ideal de ofrecer *curas* para algunas condiciones en enfermedades degenerativas.

BATES-FOX
Natural Vision Training

2495 North Lexington Street
Arlington Virginia 22207
Telephone 703 536 7482

Testimonio: 25 de marzo de 1992

Fue en la primavera de 1991 cuando pude aprender, gracias a un miembro de la Fundación para la Medicina Simplificada, el valor del agua como una forma de medicación. Seis meses antes, sufrí dos ataques al corazón y me hicieron una operación de angioplastía. Después de la operación me recetaron grandes dosis de calcio y bloqueadores de beta, aspirinas infantiles, nitroglicerina (para el dolor) y medicinas para reducir el colesterol, para que me recuperara. El angiograma anterior a la angioplastía mostró que una de las arterias de mi corazón estaba bloqueada por depósitos de colesterol en un 97 por ciento. Me informaron que mi corazón estaba dañado.

Luego de seis meses de cumplir estrictamente el programa ordenado de "recuperación", observé que mi estado se estaba deteriorando rápidamente, al punto que tenía dificultad para dormir debido al dolor en mi brazo izquierdo, espalda y pecho y también sentía los mismos dolores durante mis caminatas diarias. Me imaginaba pasando por cirugía para que me hicieran el bypass, que estaba programado para la fecha que se había fijado para reevaluar mi estado. En ese entonces, también sufría por los efectos dañinos producidos por los remedios, tales como: mi próstata creó retención y problemas de bloqueo, también desarrollé problemas con mi visión y fallas en la memoria.

Comencé mi rehabilitación por medio de una dieta, bebiendo regularmente seis a ocho vasos de 250cc cada día, durante tres días. Me dijeron que bebiera agua media hora antes de comer mis comidas diarias. Suspendí las medicaciones contra el colesterol, aspirinas y píldoras de nitroglicerina. Juzgando por el efecto del agua, no las necesitaba. También empecé a beber jugo de naranjas y utilizar sal en mi dieta nuevamente (estaba bajo una dieta sin sodio). Después de los primeros tres días, me sentía más cómodo, sobre todo habiendo agregado el agua. Luego de tres semanas de reducir gradualmente el calcio y los bloqueadores de beta, advertí algunos cambios muy favorables. Cuando sentía dolor podía beber agua y obtener un alivio instantáneo. Mi dieta se mantuvo igual, frutas, vegetales, pollo, pescado, jugo de naranja y jugo de zanahorias. Para agregar más triptofano se me indicó incluir a mi dieta queso cremoso y sopa de lentejas.

El Dr. Batmanghelidj me solicitó que caminara una hora dos veces por día (1.600 metros, en 25 minutos) Luego del segundo mes, advertí no tener más dolores, ni siquiera caminando cuesta arriba. Luego del quinto mes, hice cambios en mi caminata a períodos de media hora apurando el paso, para hacer los 1.600 metros en 15 minutos. No advertí constricciones durante mis caminatas y mi energía se incrementó al doble. Gran parte de mi poder de recordar cosas fue reestablecido y mi visión volvió a la normalidad.

En octubre de 1991, me hicieron una serie de exámenes químicos y físicos, incluyendo rayos x, monograma, ecografía y ecocardiograma, para determinar el estado de mi corazón. Los exámenes mostraron que mi corazón se había restaurado a su estado normal y no tuve necesidad de utilizar ninguna medicina para enfrentarme a mi rutina diaria. Mi médico no podía creer la simpleza con la que se produjeron estos cambios.

John O. Fox
Bates-Fox Natural Vision Training

Agregando los dichos del Sr. Wahby a los resultados ofrecidos por el Sr. Fox, el Sr. Paturis, el Sr. Liguori, la Sra. Johnson, el Cnel. Burmeister y el Sr. Peck uno comienza a reconocer el hecho que *el agua común de la canilla tiene valores medicinales hasta ahora no valorados*. El agua es una medicina natural siempre disponible, para algunas de las prevalentes y serias enfermedades que se sabe, matan a varios miles de personas cada año. ¿Son las enfermedades del corazón o es la deshidratación lo que mata a la gente? Desde mi punto de vista científico y profesional, la *deshidratación es* la mayor asesina, más que cualquier otra enfermedad que usted se pueda imaginar. Los aspectos diferentes e "idiosincrasias químicas" en las reacciones del cuerpo en cada individuo al mismo modelo de deshidratación, han recibido distintos nombres profesionales y han sido tratados diferente, *e inefectivamente*.

La deshidratación es el factor común. Es la diferencia en el "mapa químico", en el diseño de cada cuerpo que inicialmente demuestra señales de deshidratación crónica por diferentes indicadores externos. Más tarde en el proceso, otros indicadores de la deshidratación se hacen aparentes. La razón de esta diferencia en el diseño inicial puede muy bien ser el proceso selectivo de emergencia por hidratación "ducha", de algún tipo de células en el cuerpo. Si usted vuelve a releer las cartas del Sr. Peck, el Sr. Paturis y el Sr. William Gray (páginas 79–81 y 169–171) verá, que los individuos en cuestión tenían muchos problemas, los que mejoraron con la regulación de la cantidad de agua bebida diariamente. Usted ahora está enterado de la información sobre la cual radica el error para la creación de monstruosos problemas

dentro del sistema del cuidado de la salud, en países científicamente avanzados. *Parecería que ellos admiten un tratamiento arro-
gante a una simple deshidratación del cuerpo humano, con un montón
de químicos, hasta que nazca la enfermedad real.*

*"El secreto del cuidado del paciente es
cuidar al paciente."*
—SIR WILLIAM OSLER

CAPÍTULO 8

EXCESO DE PESO EN EL CUERPO

P: ¿Por qué el 30% de los americanos tienen sobrepeso?
R: ¡Debido a una confusión básica!

*Ellos no saben cuando están sedientos y tampoco
conocen la diferencia entre "líquidos" y "agua."*

Discutamos las cartas de los señores Peck, Paturis, Priscilla Preston y Donna Gutkowski que verán más adelante. Todos ellos manifiestan haber perdido entre 15 y 20 kilos de peso cuando optaron por beber agua en lugar de sus bebidas preferidas. Hay otra persona que gradualmente rebajó 30 kilos en menos de un año, peso que había aumentado durante el transcurso de seis años. Al continuar leyendo podrá enterarse lo fácil que es aumentar de peso. Pensará que es un hecho muy "simple" si no tuviera las pruebas frente a usted.

Justamente, el sistema central del cerebro reconoce los bajos niveles disponibles de energía para sus funciones. La sensación de sed y hambre también surgen por el bajo nivel de energía disponible. Para movilizar la energía que está almacenada en la grasa, se requiere de mecanismos de liberación hormonal (y de alguna actividad física para liberar energía). Este proceso tarda más que la urgente necesidad del cerebro. La parte frontal del cerebro recibe la energía ya sea de la "hidroelectricidad" o del azúcar en la circulación sanguínea. Sus necesidades funcionales de hidroelectricidad son más apremiantes, no solamente en la formación de energía proveniente del agua, sino también en el sistema de transporte dentro del sistema del flujo por la microcorriente que depende de más agua.

Es así como, la sensación de sed y hambre son generadas simultáneamente manifestando las necesidades cerebrales. Nosotros no diferenciamos entre la sensación de sed con la necesidad de comer y es por eso que asumimos que ambos son "indicadores". Por lo tanto, ingerimos alimentos en momentos en que el cuerpo necesita recibir agua. En esas personas que perdieron peso por beber agua antes de comer, lograron separar ambas sensaciones. No necesitaron comer en exceso para satisfacer la urgencia de beber agua.

EXPLICACIONES ADICIONALES SOBRE EL COMER EN EXCESO

El peso del cerebro humano es más o menos 1/50 del peso total del cuerpo. Posee casi nueve trillones de neuronas. Las neuronas están constituídas por un 85% de agua. El 20% de la circulación sanguínea está destinada y a disposición del cerebro. Esto significa, que el cerebro escoge de la circulación sanguínea y obtiene lo que necesita para su funcionamiento normal. El cerebro es un órgano del cuerpo que está en constante actividad, aún durante el sueño profundo y procesa toda la información proveniente de las distintas partes del cuerpo, como también aquella que entra por la exposición diaria al *ambiente físico, social* y *electromagnético*.

Para poder procesar todos estos datos y alertar a todas las partes del cuerpo con el fin de dar una respuesta coordinada, el cerebro utiliza gran cantidad de energía. Al mismo tiempo, también consume energías produciendo ingredientes primarios y diferentes mensajes químicos cerebrales (neurotransmisores) que son procesados en las neuronas y deben ser transportados donde quiera que estén las terminaciones nerviosas. El sistema de transporte utiliza también gran cantidad de energía. Debido a la gran cantidad de energía que el cerebro consume, es la mayor razón por la cual recibe alrededor del 20 % de la circulación sanguínea.

Las neuronas almacenan energías de dos maneras principales: reservas de ATP y GTP, como los depósitos de carbón y coque

cercanas a las plantas de energía. Ciertas acciones son abaste-
cidas con energía proveniente de las reservas de ATP, que se
localizan en diferentes partes de las células, principalmente
dentro de sus membranas. La membrana celular es donde la información entra y donde las acciones son iniciadas. Allí hay un sistema operando en cada célula de racionamiento de energía. No
todas las estimulaciones lograrán un suministro de energía de las
reservas de ATP para su registro e invocación de respuesta.

Hay una forma de liberar energía para algunos "aportes". El
cerebro es la procesadora central y sabe muy bien que es y lo que
no es importante, para el consumo de sus energías. Cuando sus
reservas de ATP están bajas, muchos de los estímulos no
provocan una respuesta. En esos casos cuando las reservas de ATP
están bajas, algunas neuronas interpretarán como un estado de
fatiga en las funciones que son controladas por esas mismas neuronas. Y es exactamente, el mismo proceso de almacenamiento
de GTP que está en funcionamiento. En algunas situaciones de
emergencia, una parte de la energía de la reserva del GTP puede
ser derivada para estimular la reserva de ATP que a su vez sirve
de apoyo en las funciones más esenciales las que de otra manera
sufrirían de falta de energía local.

El almacenamiento de energía en los depósitos del cerebro,
aparenta depender fuertemente de la disponibilidad de hidratos
de carbono. El cerebro está constantemente atrayendo el azúcar
de la sangre, para recargar los depósitos de ATP y GTP. *Recientemente, se ha descubierto que el cuerpo humano tiene la habilidad de
generar hidroelectricidad cuando el agua, por sí misma, pasa a través
de las membranas celulares y activa unos surtidores muy especiales
que generan energía algo muy parecido a los generadores hidroeléc-
tricos, cuando una represa se construye junto a un río caudaloso.* Por
lo tanto, el cerebro usa dos mecanismos para su requerimiento de
energía:

El primero, proveniente del metabolismo de los alimentos y la
formación de agua; el segundo a partir de sus reservas de agua y
su conversión en energía hidroeléctrica. Ahora, parece que el
cerebro depende primordialmente de la formación de energía a
partir de la "hidroelectricidad", particularmente, para su sistema

de transporte en el abastecimiento de los nervios en diferentes partes del cuerpo.

Para satisfacer las necesidades del cerebro, el cuerpo humano ha desarrollado un delicado sistema de equilibrio que le permite mantener un nivel normal de concentración de azúcar en la sangre. Esto lo realiza de dos maneras. La primera, estimulando el consumo de proteínas y alimentos conteniendo almidón que serán convertidos en azúcar, el que se suma al azúcar de la dieta; la segunda, convirtiendo algo de almidón y proteínas de las reservas almacenadas en el cuerpo, en azúcar. Se conoce este último mecanismo como "gluconeogénesis", lo que significa rehacer al azúcar proveniente de otras substancias. Este proceso metabólico para uso del cerebro, se produce en el hígado.

La dependencia de energía proveniente del azúcar, en la mayoría de las funciones del cerebro, ha desarrollado la saciedad o asociación placentera por el sabor dulce. Ha establecido un sistema con un cierto código para la coordinación de funciones realizadas por otros órganos, particularmente por el hígado, cuando el sabor dulce estimula la lengua. Cuando no hay suficiente azúcar en circulación, el hígado comienza a manufacturarla y constantemente cubre los niveles sanguíneos adicionando más azúcar. Al comienzo, convertirá el almidón almacenado seguido de proteínas y pequeñas cantidades de grasa. El proceso de conversión de grasa, es muy lento.

El cuerpo necesita estar sin comida por un cierto tiempo antes de que se establezca un mejor nivel para metabolizar las grasas. Los depósitos de lípidos están hechos por muchas unidades individuales de "ácidos grasos" interconectadas. Son los ácidos grasos individuales, los que se disuelven por su valor energético. Cada gramo de grasa produce nueve calorías de energía. Cada gramo de proteínas o azúcar proporciona solamente cuatro calorías de energía. Esta es la razón por la cual, cuando la grasa es metabolizada, la persona tiene menos apetito.

En los niños, los depósitos de grasa son de color marrón y tienen mucha circulación sanguínea en ellos. En la grasa marrón, es directamente metabolizada y genera calor. Con el envejecimiento, los depósitos de grasas tienen menor circulación sanguínea y tienen menor acceso a las enzimas que movilizan los ácidos grasos para ser convertidos por el hígado y los músculos. Al estar los músculos inactivos serán fácilmente vulnerables y sus proteínas se disolverán para convertirse en azúcar. Sin embargo, si los músculos están activos, ellos comenzarán a metabolizar algo de sus depósitos grasos como fuente opcional de energía, para cumplir con la función y mantener o incrementar su volumen. Para hacer esto, ellos comienzan con la activación de un disolvente de grasas llamado "lipasa hormonal sensitiva." Se ha demostrado, en estudios llevados a cabo en Suecia, que la activación de esta enzima aparece luego de caminar una hora y retiene su capacidad de disolver grasas durante 12 horas. Cuando los músculos comienzan a utilizar grasa, mayor cantidad de azúcar estará disponible para ser utilizada por el cerebro.

Con realizar varias caminatas, la actividad de las enzimas que queman grasas se hace más pronunciada. Por lo tanto, un componente de cualquier programa de dieta debe utilizar los músculos para un efecto fisiológico duradero, primario y directo en la disolución de las grasas. En la circulación de la sangre, es esta enzima la que también limpiará todas las paredes de las venas, de cualquier depósito de plaquetas grasosas y depósitos. Esta es la respuesta fisiológica del cuerpo que, por caminar, revirtió los problemas de salud del Sr. John Fox. Al aumentar el consumo de agua le produjo más energía y fortaleza y con sus caminatas se estimularon las enzimas que limpiaron sus arterias.

Los trabajos de oficina y de escritorio en nuestro estilo moderno de vida constituyen solamente una transformación cultural. La fisiología del cuerpo no se ha transformado lo suficiente como para adaptarse al anormal uso del cuerpo humano. El cuerpo humano sigue necesitando de la actividad muscular para mantener su normal funcionamiento. Si el cuerpo funciona normalmente, sabrá cuando comer y que cantidad, sin tener la necesidad de almacenar grasas. Cada parte del cuerpo utilizará su porción de reservas energéticas, para un eficiente y bien coordinado funcionamiento. Esta es la razón por la cual ha sido diseñado así.

Sin embargo, si el cerebro es más utilizado (en situaciones de estrés) y el cuerpo ha sido proporcionalmente utilizado para proveer al cerebro las necesidades de azúcar requeridas, una persona menos disciplinada se dedicará a comer más seguido y en mayores cantidades. Se convierte en algo más dramático, cuando uno no reconoce las otras señales de sed del cuerpo humano, cuando necesita agua para su abastecimiento de energía, cuando en lugar de beber agua se consume mayor cantidad de comida. Con estrés, el cuerpo se deshidrata. La razón por la cual tenemos tendencia a engordar se debe a un simple hecho: comemos para abastecer al cerebro con energía para su actividad constante. No obstante, cuando los alimentos son ingeridos, solo el 20% de ellos alcanza al cerebro. El resto, gradualmente se almacenará si la porción que tiene asignada la actividad muscular no la utiliza. Con el agua como fuente de energía, este almacenamiento no sucede. El exceso de agua es eliminada en forma de orina.

GASEOSAS DIETÉTICAS PUEDEN CAUSAR AUMENTO DE PESO

Mis observaciones han mostrado que las gaseosas dietéticas (toda la variedad de bebidas gaseosas manufacturadas las llaman sodas en lugar de utilizar una etiqueta en su envase), a pesar de no contener una apreciable cantidad de calorías, es posiblemente la causa del aumento de peso en personas que acudan a ellas para controlar su peso. Entre ellos está un joven de unos 20 años, de casi 1,70 mts. de estatura. Como la mayoría de los estudiantes universitarios bebían gaseosas mientras estaban bajo la presión constante de completar sus estudios. Cuando llegó el momento de su graduación había aumentado considerablemente su peso.

Luego de graduarse, para bajar de peso comenzó a beber ocho latas de gaseosas dietéticas por día. En casi dos años debió haber aumentado otros 15 kilos. Parecía haber aumentado tanto de ancho como de altura. Se le dificultaba el caminar y parecía que tenía que balancear sus caderas para poder dar un paso. También bebía sus gaseosas dietéticas durante sus comidas y comía más de lo que su cuerpo necesitaba. Todavía consume gaseosas dietéticas, parece ser adicto y a pesar de todos los esfuerzos realizados, continúa teniendo sobrepeso.

La paradoja en nuestro entendimiento de la relación entre tomar un edulcorante que no contribuye directamente con el total de calorías ingeridas en el cuerpo y el aumento de peso, necesita explicación. Lo que sigue es el resultado de mi investigación sobre este enigma. Hay muchas personas que recurren a las gaseosas dietéticas y en lugar de perder peso, comienzan a aumentarlo. La transcripción del testimonio de Donna Gutkowski, quien durante muchos años consumía bebidas gaseosas y constantemente aumentaba de peso, a pesar de cualquier cosa que hiciera para bajar kilos de exceso, también está a continuación.

En América durante el año 1850, cerca de un cuarto de litro de bebidas embotelladas eran consumida por persona y por año. A fines de 1980, más de 500 latas de un cuarto de litro (180 litros) eran consumidas por persona y por año.

En 1994, el informe anual de la industria de bebidas muestra que el consumo per-capita y por año de gaseosas era de 186 litros. De esa cantidad, el 28.2% del consumo es de distintas bebidas dietéticas. Las bebidas dietéticas han comenzado a declinar. El 84% de todas las gaseosas consumidas son producidas por dos compañías (Coca-Cola el 48.2% y Pepsi-Cola el 35.9%). De este 84% del mercado y sus diferentes etiquetas, solamente el 5.5% son gaseosas libres de cafeína. Estas cifras indican que la vasta mayoría de la gente está bebiendo gaseosas cafeinadas, de las cuales, el 22% consiste en gaseosas dietéticas.

Una encuesta realizada en la Universidad del Estado de Pensilvania ha demostrado que algunos estudiantes beben 14 latas de gaseosas por día. Una mujer joven ha consumido 37 Coca-Colas en dos días. Muchos admiten que no pueden vivir sin esas gaseosas. Si las evitan, esas personas pueden desarrollar síntomas de abstinencia, muy parecidos a las que tienen los adictos a otras drogas. La revista "Boys Magazine" realizó una encuesta entre sus lectores y encontró que el 80% de ellos beben ocho o más gaseosas por día. Los administradores de un Jamboree de Boy Scouts juntaron 200.000 latas vacías para ser recicladas. La Asociación de bebidas gaseosas investigó la utilización de bebidas gaseosas en los hospitales de América y encontró que el 85% de ellos servían gaseosas con las comidas a sus pacientes. La investigación ha demostrado que la cafeína es adictiva. La prensa, para complacer a la industria de bebidas que invierte vastas sumas de dinero para promocionar sus productos, han concluido en un término menos agresivo para anunciar la noticia. Ellos lo llaman "dependencia a la cafeína".

Cuando el consumo de gaseosas es promovido por la sociedad, se acepta que esas bebidas manufacturadas puedan reemplazar la necesidad que tiene el cuerpo de agua. Se cree que por el hecho de que esas bebidas contienen agua eso es suficiente para el cuerpo. Esta presunción es equivocada. Este amplio incremento en el consumo de gaseosas, que principalmente contienen cafeína forma el escenario de los muchos problemas de salud que tiene nuestra sociedad. La presunción errada de que todos los líquidos son equivalentes al agua, para suplir las necesidades de agua que tiene el cuerpo, es la principal causa de muchas de las enfermedades del cuerpo humano y se la asocia frecuentemente con el exceso de peso. Para entender los conceptos anteriores, necesitamos reconocer algunos principios simples de anatomía y fisiología del cerebro que regulan el comer y beber.

Es por eso que una de las principales causas de las enfermedades hoy en día, se debe a la confusión que existe de que todas las bebidas gaseosas le proporcionan al cuerpo la suficiente cantidad de agua diaria que este necesita. Una gruesa desfiguración del cuerpo, por acumulación de grasas, es el primer paso en la declinación del cuerpo humano y en mi opinión, es causada por la selección errónea de lo que se bebe. Algunas de esas bebidas producen más daños que otras.

La cafeína, uno de los principales componentes de las gaseosas, es una droga. Tiene propiedades adictivas por su directa acción en el cerebro. También actúa en los riñones y causa un incremento en la producción de orina. La cafeína tiene propiedades diuréticas. Es, fisiológicamente, un agente deshidratante. Esta característica es la principal razón por la que una persona se ve forzada a beber tantas latas de gaseosas todos los días y nunca sentirse satisfecha. El agua no permanece en el cuerpo el tiempo suficiente. Al mismo tiempo, muchas personas confunden sus sensaciones de sed por agua. Pensando que consumieron suficiente "agua" contenida en la gaseosa, ellos piensan que están hambrientos y comienzan a comer más de lo que sus cuerpos necesitan. Por lo tanto, la deshidratación causada por gaseosas que contienen cafeína, en su momento, provocará un gradual aumento de peso, por comer demasiado, como resultado directo de la confusión entre las sensaciones de sed y hambre.

La cafeína tiene propiedades "estimulantes". ¡Estimula el cerebro y al cuerpo incluso cuando la persona esta agotada! Aparentemente, la cafeína disminuye las propiedades de control de las reservas de ATP. El ATP almacenado es usado para ciertas funciones a las cuales normalmente no se tiene acceso cuando allí hay un nivel adecuado de reservas.

Cuando las gaseosas contienen azúcar por lo menos algunas de las necesidades del cerebro de tal elemento son satisfechas. Si la cafeína está liberando la energía del ATP para mejorar el rendimiento, por lo menos su complemento de azúcar rellenará algo de la pérdida del ATP, a pesar que el resultado final sea un gasto deficitario del ATP en el cerebro.

A principios de 1980, un nuevo producto fue presentado en la industria de bebidas, un edulcorante diferente a la sacarina. Se lo llama *aspartamo*. Aspartamo es 180 veces más dulce que el azúcar, sin que aporte ninguna caloría. Es ahora de uso común, porque la FDA (Administración de Comidas y Drogas) ha considerado que su uso es seguro, en lugar del azúcar. En muy corto tiempo ha sido incorporado en más de 5.000 recetas.

En el recorrido intestinal, el aspartamo se convierte en dos aminoácidos neurotransmisores altamente excitantes: *fenilalanina* y ácido aspartico, como también en alcohol metílico/formaldehido, (alcohol de madera). Se dice que el hígado reconoce al alcohol metílico, como no tóxico. Pienso que este concepto se hace para despejar voces que objetan la comercialización y manufactura de "comidas" *que contienen un conocido subproducto tóxico*.

Si la cafeína convierte la ATP en AMP, "ceniza" de energías gastadas, el aspartate convierte a los depósitos de energía de GTP en GMP. Tanto el AMP como el GMP son combustibles usados y gastados. Ellos causan sed y hambre para reemplazar las reservas del combustible perdido en las neuronas. Por lo tanto, las gaseosas dietéticas causan un exceso de consumo de las reservas de energías de las neuronas.

Es bien reconocido el hecho científico, que el combustible gastado (AMP) produce apetito. La cafeína causa adicción y las personas que la consumen sobre bases regulares se las debe aceptar como "gasehólicas". Por lo tanto, las gaseosas dietéticas cafeinadas en personas sedentarias deben causar aumento de peso. Ellas indirectamente estimulan la ingestión de mayor cantidad de alimentos debido a que fuerzan al cerebro a utilizar su reserva de energía. Tenga en mente que, solamente algo de los valores energéticos de las comidas que ingiere serán utilizadas por el cerebro. El resto de la energía consumida será almacenada en forma de grasa, si no es utilizada por la actividad muscular. Este aumento de peso, es uno de los muchos resultados por consumir gaseosas dietéticas.

El reflejo más importante que ocurre es la reacción cerebral al sabor dulce. La jerga utilizada es *"respuesta de fase cefálica."* Un reflejo condicionado se establece como resultado de una larga experiencia de vida con sabores dulces que se asocia con la introducción de nueva energía en el cuerpo. Cuando el sabor dulce estimula la lengua, el cerebro programa al hígado para prepararse a recibir nueva energía, azúcar, del exterior. El hígado, por otro lado, detiene la formación de azúcar de las reservas de proteínas y almidón del cuerpo y a cambio comienza a guardar combustibles metabólicos, que están circulando en la sangre. Como Michael G. Tardoff, Mark I. Friedman y otros científicos han demostrado, las respuestas de las fases cefálicas alteran las actividades metabólicas y favorecen el almacenamiento de nutrientes, el combustible disponible para la conversión se reduce, lo cual conduce al desarrollo del apetito.

Si es azúcar real la que estimula la respuesta, el efecto en el hígado será la regulación sobre la cual ha ingresado al cuerpo. Por lo tanto, si el sabor dulce no es acompañado por la disponibilidad de nutrientes, el resultado será una mayor urgencia por comer. Es el hígado el que produce las señales y la necesidad de comer. Cuanto mayor sea el sabor dulce sin las calorías que lo acompañe, que estimulan las papilas del gusto, provocará mayor urgencia por ingerir más alimentos, comer demasiado.

El efecto de las respuestas de fase cefálica al sabor dulce ha sido claramente demostrado en modelos animales, utilizando la sacarina. Usando aspartamo, varios científicos han demostrado ejemplos similares de sobrealimentación en humanos. Blundel y Hill han demostrado que edulcorantes no nutritivos, solución de aspartamo, acrecentarán el apetito e incrementarán la necesidad de comer a corto plazo. Ellos informan: "Luego de ingerir aspartamo, los voluntarios fueron dejados con hambre residual, comparado con lo que informaron, luego de haber tomado glucosa. Este apetito adicional es funcional y conduce a un mayor consumo de alimentos.

Tardoff y Friedman han mostrado que esta urgencia de comer más alimentos puede durar 90 minutos luego de haber bebido una gaseosa dietética, a pesar que todas las pruebas de sangre muestren valores normales. Ellos demostraron, que a pesar que los niveles de insulina tengan una lectura normal, altos niveles de la misma se estiman como causantes del hambre. Pruebas con animales mostraron un mayor consumo de alimentos que aquellos controlados con azúcar. Esto significa que el "cerebro" retiene por un largo tiempo la urgencia de comer, cuando las papilas del gusto son estimuladas sin que el azúcar haya ingresado al sistema. El sabor dulce ocasionará que el cerebro programe al hígado a que almacene provisiones en lugar de liberar las que contiene.

Básicamente esta respuesta fisiológica a los edulcorantes sin calorías, que el cuerpo reconoce haber recibido, fuerza a la persona a encontrar y cumplir con la señal registrada de consumir energías. Esta es otra razón fisiológica por la cual la gente que consume gaseosas dietéticas para reducir su peso, pueda sufrir la paradójica respuesta de sus cuerpos de repetir la estimulación de las papilas gustativas, con sustitutos del azúcar.

Cuando la cafeína y el aspartamo ingresan en el cuerpo, estos dictaminarán sus efectos estimulantes en la fisiología de las neuronas, hígado, riñones, páncreas, las glándulas endocrinas y con el resto. El aspartamo se transforma en fenilalanina y ácido aspártico. Ambos tienen efectos estimulantes directos sobre el cerebro. La suma total de los efectos de la cafeína y el aspartamo, rápidamente establecerán una nueva modalidad de actividad para el cerebro solamente porque están disponibles, repetidamente, en grandes cantidades en lugar de las que, de otra manera, establecerían una fisiología balanceada.

La mayoría de los neurotransmisores son productos secundarios de uno u otro aminoácido. Sin embargo el ácido aspártico es uno en un único par de aminoácidos, que no necesita ser convertido en un producto secundario para actuar en el cerebro y causar algún efecto. Hay puntos de recepción (receptores), para esos dos aminoácidos estimulantes (ácido aspártico y ácido glutámico) ciertas células nerviosas, que tienen una dramática influencia en la fisiología del cuerpo.

El uso de edulcorantes artificiales que estimulan falsamente "las terminales de los nervios" y que registran el ingreso de fuentes de "energía" en el cuerpo, tienen una repercusión más grave aún que el simple aumento de peso. Esos químicos, constantemente, modifican la fisiología del cuerpo en la dirección que dicta el sistema nervioso que ellos mismos estimulan. Su uso, sin tener los conocimientos adecuados sobre sus efectos en el cuerpo a largo plazo, solamente porque estimulan placenteramente las papilas del gusto, denota una visión miope. Mi entendimiento de la micro-fisiología entre las células, me preocupa cuando pienso en el rutinario uso de los aminoácidos. Me preocupan las consecuencias que, a largo plazo, tendrá la estimulación directa de los sistemas nervioso y glandular del cerebro, con esos edulcorantes químicos. Ellos están naturalmente posicionados para otras importantes, pero equilibradas funciones en el cuerpo.

Las investigaciones efectuadas han revelado que los receptores de ácido aspártico están presentes, en forma abundante, en algunos sistemas nerviosos, cuyos productos también estimulan los órganos reproductivos y los senos. Una constante estimulación de las glándulas mamarias sin otros factores asociados con el embarazo, pueden muy bien estar implicados en el aumento en la tasa de cáncer de pecho en las mujeres. La hormona, *prolactina*, puede jugar un importante papel en ese sentido. Una de las complicaciones menos exploradas del aspartamo podría ser la de un facilitador en la formación de cáncer cerebral. Dándosele a las ratas, animales experimentales, el aspartamo ha demostrado ser la causa de la formación de tumores en el cerebro en los animales de laboratorio.

Como una analogía, imagine una pequeña nave a vela que va de un puerto cercano a otro y tiene que llegar a su destino antes que oscurezca, cuando la dirección de los vientos no son los mejores. Si el navegante, en lugar de prestar estricta atención a las reglas de la navegación a vela, se entrega al placer de navegar rápidamente con el viento, abandonando su objetivo y por consiguiente conduciendo su embarcación a la costa opuesta y en la oscuridad, las posibilidades son que él y su nave no sobrevivirán al viaje.

En su viaje por la vida, el cuerpo humano es justamente como la nave a vela. Si la mente abandona el objetivo y se olvida del diseño del cuerpo y sobre estimula el paladar con productos artificiales y no representativos (como los condimentos), *en el largo plazo*, la química del cuerpo, posiblemente, no podrá hacer frente a la constante información falsa, sin sufrir daños.

Es un pensamiento primitivo y simplista, el relacionar al agua con todo tipo de químicos que realzan el placer y sustituir con esas bebidas, al agua limpia y natural que el cuerpo humano necesita. Algunos de esos químicos como ser, la cafeína, aspartamo, sacarina y alcohol, a través de sus constantes efectos en el cerebro, unidireccionalmente y unilateralmente programan la química del cuerpo, con resultados contrarios al diseño natural del mismo. Muy parecido a la nave a vela en la oscuridad, que quedará varada en playas desconocidas si su navegante prefiere el placer de navegar rápidamente, en lugar de seguir las reglas de navegación. Teniendo presente la seguridad, beber líquidos equivocados afectarán la vida de cualquiera que los consuma continuamente.

Como ha sido explicado hasta ahora, el cuerpo humano tiene muchos indicadores diferentes cuando tiene necesidades de agua. En esos momentos, solo necesita agua. Como lo expliqué, las cosas se complicarán si uno le da al cuerpo líquidos con sabores artificiales, sobre bases regulares y a cambio del agua necesaria para el cuerpo.

Uno debe recordar que la cafeína es una droga que produce adicción, el uso de la cual se ha hecho "legal". Los niños, en particular, se hacen vulnerables a las propiedades adictivas de esas bebidas que contienen cafeína. Estimulando al cuerpo, a temprana edad en la vida, con químicos placenteros, en alguno de ellos, sus sentidos se programarán para utilizar drogas adictivas más potentes, cuando lleguen a la edad escolar.

Así, el uso constante y durante mucho tiempo, de las gaseosas en general y las bebidas dietéticas en particular, debera aceptarse como la responsable por algunos o muchos de los serios problemas de salud de nuestra sociedad. Deformando la apariencia física del cuerpo como resultado de la acumulación de grasas, será el primer paso en esa dirección. Si el objetivo de los padres es el de poder darle a sus hijos un buen programa para asegurarles una buena salud en el futuro, las bebidas manufacturadas, si es que se utilizan, debería ser en forma moderada.

La Dra. Marcia Gutkowski es una consultora en nutrición. Luego de leer mi libro, convenció a su hija Donna para que cambiara sus hábitos con las bebidas que consumía. El resultado asombró, tanto a la madre como a la hija. A continuación, aparece la transcripción del testimonio de Donna.

Estimado Dr. Batmanghelidj
25 de abril de 1994

Mi madre me ha pedido que le escriba y le diga sobre mi reciente éxito de pérdida de peso. Yo sé que podría haber bajado mucho más, si hubiese seguido su fórmula y controlado mis hábitos de comer, junto con el inicio de una rutina regular de ejercicios. Sin embargo, el solo hecho de haber dejado de tomar las 6 u 8 latas de Mountain Dew por día, es ya en sí, un milagro.

En el transcurso de los últimos 9 meses, exitosamente he podido bajar 18 kilos de peso. Adonde quiera que vaya, voy con mi agua. Ya sea cuando voy a trabajar, o cuando voy hacer compras así como también en mis viajes de 7 horas en auto (que ocasiona mis frecuentes paradas en las áreas de descanso, pero así y todo vale la pena). A veces cuando salgo me doy el gusto de tomarme un agua mineral o una cerveza, pero usualmente ya he bebido mi cuota diaria de agua.

Un aspecto interesante que he notado, es que una vez que he bebido mi cuota de agua, no tengo ningún deseo en absoluto de beber más. También he notado que no me siento más sedienta y usualmente, me lleva un tiempo beber algún otro tipo de bebidas, ya sean jugos, leche, cerveza, agua mineral, etc.

Estoy ansiosa de que llegue el primero de octubre, que será el día de mi boda y pueda caminar por el pasillo, luciendo mejor que hace 15 años, cuando me gradué en la escuela secundaria. También, será lindo poder poner mi peso en mi nueva licencia de conducir, sin tener que sentir vergüenza, por primera vez en mi vida.

Gracias de la ahora más delgada!!!

Donna M. Gutowsky

Ahora es febrero de 1995. Donna está felizmente casada. Al momento de su boda, en octubre de 1994, ella había bajado 20 kilos.

Esta forma de perder peso, basada en la ciencia, será permanente; de otra manera, mientras haya limitaciones en las comidas si baja de peso, este será repuesto en un período corto de tiempo. Peor aún, uno se sentirá constantemente acosado por la falacia de necesitar ponerle límites a esta o esa comida, particularmente las comidas que incluyen colesterol, moda temporaria del día. No se horrorice. Contrariando a las presentes tendencias de excluir a los huevos en las dietas diarias, yo como todos los huevos que tenga ganas sin ninguna limitación, los huevos tienen un contenido bien balanceado de proteínas. También entiendo como la formación excesiva de colesterol está asociada a una prolongada deshidratación.

La carta de Priscilla Preston, en la siguiente página, explicará un poco más la relación de la deshidratación, no solamente con el aumento de peso, sino también con un muy devastador problema de asma, tema del próximo capítulo. Al tomar medidas para prevenir el asma, ella pudo bajar 18 kilos de peso. Otro importante aspecto en su carta es el papel de la sal en la prevención de enfermedades. La sal es importante para el cuerpo. Los sensores de sal en la lengua, cuando son fuertemente estimulados, remueven la ansiedad del cuerpo y detienen al pánico por agua. Cuando la sal está disponible, el cuerpo, por lo menos está asegurado de tener un eficiente sistema de filtrado que suplirá, en situaciones de emergencia, a las células importantes. Podrá leer más sobre la sal en el Capítulo 13.

Por favor, tenga en mente que esas cartas son historias de la vida real. No son "anécdotas". No necesitamos estadísticas para convencer a la gente de la eficacia del agua, cuando el cuerpo está demostrando una urgente necesidad de ella. *¿De quién es el error de que los llamados regionales del cuerpo humano sean por agua y sus programas de adaptación a la deshidratación se hayan titulado como enfermedades?* ¿Existe alguna razón plausible por la cual, para evaluar el procedimiento del tratamiento natural, debemos adherirnos a la metodología y a las pautas de la industria farmacéutica? ¡Sus afirmaciones imprecisas han causado, hasta ahora, demasiado dolor y agonía a gente cuyos cuerpos, solamente clamaban por agua!

31 de octubre de 1994

A quién corresponda:

¡Imagínese el tener que dormir en una posición vertical durante casi todo un año, luchando por cada respiración y sufriendo incontables ataques nocturnos de asma y pánico! ¡Esa fui yo, hasta hace cinco meses! El 27 de marzo de 1993, estaba hospitalizada con un agudo ataque de asma y desarrollé una neumonía bronquial !Los gases de la sangre indicaban 40 y estaba en una situación que ponía en peligro mi vida!

Luego de salir del hospital, me suministraban largas dosis de teofilina y prednisone. **Mi peso aumentó increíblemente** y los remedios me produjeron hostilidad y desorientación. ¡Realmente, no tenía ganas de vivir! Luego, un magnífico amigo me dio un panfleto sobre el libro del Dr. Batmanghelidj ¡Los Muchos Clamores de su Cuerpo por el Agua! ¡Rápidamente, envié un cheque y una carta al doctor, rogando un pronto envío! ¡Para mi gran sorpresa, me llamó personalmente y comenzó a ayudarme suprimiendo los medicamentos, que eran inapropiados para mi condición en ese momento y me pidió que comenzara a beber por lo menos, tres litros de agua por día y utilizar una pequeña cantidad de sal! También, me pidió caminar en los pasillos de un centro comercial durante 15 minutos por día. ¡Ahora puedo caminar durante 30 minutos diariamente y mi respiración es un 100% mejor!

¡A la fecha de hoy, 31 de octubre de 1994, no estoy tomando ningún medicamento para el asma! ¡No he utilizado inhaladores o medicina de ningún tipo por más de cinco meses! ¡Cuando comienza cualquier clase de leves jadeos, bebo un vaso de agua con un poquito de sal y vuelvo a sentirme bien!

¿Y......sabe qué? Toda la maravillosa agua y las caminatas me han hecho rebajar 18 kilos. ¡Estoy de vuelta en mi peso deseado y nuevamente parezco más joven, vibrante y saludable!

Hay millones de americanos que necesitan recibir "el mensaje." Ellos sufren de SIDA, asma, artritis, síndrome de fatiga crónica, etc.

¡Todo el mundo en América puede beneficiarse con las lecturas de los libros del Dr. Batmanghelidj!

Muy sinceramente

Priscilla D. Preston, APR
Relaciones Públicas
1232 South Crockett
Amarillo, Texas 79102
(806) 374-3123

CAPÍTULO 9

ASMA Y ALERGIAS

Se estima que 12 millones de niños sufren de asma y varios miles mueren cada año. Declaremos el fin al asma en menos de cinco años. ¡Déjenos salvar a los niños del constante temor a sofocarse, debido a que no saben reconocer que están sedientos de agua!

El asma y las alergias son indicadores de que el cuerpo ha recurrido a incrementar la producción del neurotransmisor histamina, el regulador que mide el metabolismo del agua y su distribución en el cuerpo.

Es reconocido, que los asmáticos incrementan el contenido de histamina en sus tejidos pulmonares, que es la que regula las contracciones musculares de los bronquios. Debido a que uno de los lugares de pérdida de agua se localiza a través de la evaporación en los pulmones, la contracción bronquial producida por la histamina manifiesta menor evaporación durante el acto de respirar, una simple maniobra natural, para preservar el agua en el cuerpo.

La histamina es un agente que, además de su función reguladora del agua, tiene responsabilidades anti-bacteriales, anti-virales y anti-agentes extraños (químicos y proteínas). Es el sistema de defensa en el cuerpo. A niveles normales de contenido de agua en el cuerpo, esas acciones se mantienen en un nivel imperceptible o poco exagerado. En un estado de deshidratación del cuerpo, hasta el punto que la actividad histamínica se hace exagerada para regular el agua, la activación del sistema de auto-inmunidad de la histamina produciendo células liberará una exagerada cantidad de transmisores, que son mantenidos para sus otras funciones.

Se ha demostrado en modelos animales, que la producción de

histamina en células generadoras de histamina, reducen su producción incrementando la cuota diaria de agua. Ambas condiciones deben ser reguladas con un considerado y determinado aumento en la cantidad de agua a beber. Como promedio, esas condiciones responden en un lapso de una a cuatro semanas en regular el agua en el cuerpo.

El Sr. Peck, asmático desde niño, también sensible a las sustancias que producen las reacciones alérgicas, no tiene más temor a esos problemas de salud. El Sr. Paturis también testifica el hecho de que las alergias de su esposa se hicieron menos problemáticas. José Rivera, M.D., durante años ha sufrido de asma y alergias. Sufría de una fuerte alergia a los gatos. De hecho, nunca iba a casas donde había gatos. Aparentemente, una vez se enfermó, luego de haber estado expuesto a un gato. Como resultado de utilizar la nueva información sobre la relación de la deshidratación con exceso en la producción de histamina en el cuerpo, se ha recuperado totalmente de ambos problemas. Por encima de todo ello, trata a los asmáticos con agua y sal. Su carta está en la próxima página.

La carta de Priscilla Preston que usted ha leído. La de Joanie Winfield, también aparece luego. Solamente incluyo a esas personas, porque sus cartas testifican el hecho de que el incremento del agua que beben por día, les ha proporcionado un total alivio del asma y alergias, a pesar de haber sufrido el problema durante muchos años.

Von Kiel Family Medicine & Wellness Center
Eric Von Kiel, D.O.
Board Certified Family Practice with emphasis on Preventive Medicine

Liberty Square Medical Center
501 North 17th Street Suite 200
Allentown, PA 18104
(610) 776-7639

6 de enero de 1995

José A. Rivera, M.D.
Conferenciante/Miembro del Cuerpo Asesor
Federación Internacional de Medicina Holística

Dr. F. Batmanghelidj
Global Health Solutions
Falls Church, VA 22043

Estimado Dr. Batmanghelidj

Esta carta es en agradecimiento por la información que usted ha presentado, con relación a la deshidratación y el asma. Como podrá Ud. recordar, el asma se originó en mi, siendo ya un adulto, en momentos en que estaba en la Universidad y he tenido muchos ataques anafilácticos, los cuales hicieron peligrar mi vida.

Debido a la información que usted ha proporcionado, he sido capaz de aliviar y curar mi propio asma tomando agua y sal. He estado libre de asma por casi un año y medio y no he tenido ninguna reacción a los agentes que lo causaban en el pasado.

La información ha sido muy útil para enterarme de cómo y cuándo beber agua y tomar sal para hidratarme y prevenir la recurrencia del asma.

También, he podido asesorar a otros pacientes con problemas respiratorios y alérgicos en como deben incrementar las cantidades de agua y sal, en forma segura y para mi sorpresa, sus mejorías han sido notables.

Gracias señor por haberme dado a mí y a otros, el aire de la vida a través de algo tan simple como el agua y la sal.

Sinceramente,

José A. Rivera, M.D.

18 de julio de 1994

Joanie Winfield
206 West Prospect Avenue
Pittsburg, PA 15205
(412) 922-1625

Estimado Dr. Batmanghelidj:

Escribo esta carta, para agradecerle por compartir su descubrimiento sobre la necesidad del agua con sus lectores. Me he beneficiado grandiosamente, siguiendo sus consejos sobre beber agua.

El cambio en mi salud ha sido muy apreciable. El asma ha sido una de mis mayores preocupaciones. Desde que empecé a beber suficiente cantidad de agua, he podido respirar normalmente, sin utilizar ningún remedio. Que gran diferencia esto ha provocado en mi vida. También ha habido otros beneficios, como la suavidad de mi piel e incremento de mi agilidad mental.

Estoy muy feliz de haber leído su libro y compartiré sus consejos con la mayor cantidad de personas que pueda. Una vez más, gracias por su ayuda.

Sinceramente,

Joanie Winfield

No lo olvide, si la sangre concentrada llega a los pulmones, *la producción local de histamina es un proceso natural y automático.* La exagerada liberación de la misma producirá la constricción de los bronquios. Si usted sufre de asma o alergias, aumente la cantidad de agua que bebe por día. *No beba demasiado, pensando que usted puede reparar el daño de muchos meses o años de deshidratación en pocos días con exceso de agua. Debe beber una cantidad normal todos los días, ocho a diez vasos de un cuarto de litro cada uno, hasta lograr, en un mayor tiempo, la completa hidratación del cuerpo.*

Reduzca la cantidad de jugo de naranja a uno, a lo sumo dos vasos por día. El contenido de potasio del jugo de naranja es alto. Grandes cantidades de potasio en el cuerpo pueden aumentar la producción normal de histamina. En los asmáticos, este aspecto debe ser tenido en cuenta.

Mary B. es administradora en un departamento del gobierno, que se responsabiliza por el sistema del cuidado de la salud en una de las principales ciudades de nuestro país. Ella sufrió de asma durante muchos años. Ya no disfrutaba sus caminatas por el parque. La mala respiración la privaba de su alegría por caminar. Sucedió que uno de mis colegas en la Fundación para la medicina simplificada, se enteró de su problema. Respondiendo a la recomendación de beber agua, ella mencionó que estaba tomando gran cantidad de agua. Cuando se le pidió que definiera la cantidad que bebía por día, comentó que bebía muchos vasos de *jugo de naranja* y contaba ese jugo como *agua.* Se le explicó, que a pesar de que el jugo de naranja *contiene* agua, no se puede aceptar que *reemplaza* la necesidad del cuerpo, por una pura y simple agua. Aceptó la sugerencia, de no tomar jugo e incrementar el agua. A los pocos días, su corta respiración mejoró. La última vez que supimos de ella, aparentemente no tenía asma.

Déjeme explicarle otro muy importante detalle en el asma, la función de la sal. Cuando hay escasez de agua, el cuerpo comienza a retener sal. En algunas personas, los mecanismos regulatorios de la sal son ineficientes. Agregue a este problema fisiológico la mala educación sobre las dietas y dietas sin sal, que se han convertido en establecidas tendencias en nuestra sociedad. En ciertas personas, la falta de sal en el cuerpo puede ocurrir y convertirse en productora de síntomas, exactamente de la misma manera que cuando hay falta de agua, como por ejemplo, los dolores de artritis. Yo entiendo que en los ataques severos de asma, la falta de sal es el factor que más contribuye. *Quiero compartir un importante secreto con usted.* **La sal es un antihistamínico natural.** *La gente con alergias debe comenzar a incrementar sus dosis de sal, para prevenir el exceso de producción de la histamina.*

El agua es necesaria en los pulmones, para mantener los pasajes de aire húmedos y prevenir que se sequen, con la entrada y salida del aire. En la deshidratación, la secreción de mucosidades protege a los pasajes de aire, de la sequedad. En las primeras etapas del asma, las flemas son segregadas para proteger los tejidos. Llega el momento que la producción de mucosidad es demasiada y se queda interrumpiendo el normal pasaje del aire, a través de las vías respiratorias. El sodio es un *interruptor natural de las flemas* y normalmente se lo segrega para "desechar" a las mucosidades. Esa es la razón por la cual la flema es salada, cuando se pone en contacto con la lengua.

La sal es necesaria para disolver las mucosidades en los pulmones y hacerlas líquidas, para su expulsión por las vías respiratorias. Cuando hay deshidratación y de manera conjunta con los mecanismos de preservación de agua, se establece un simultáneo y asociado programa para preservar la sal. No eliminar sal con la secreción de mucosidades, se convierte en parte del programa. El cuerpo necesita asegurarse que, tanto agua y sal, estén disponibles antes que se relaje la contracción bronquial y las mucosidades sean lo más flojas posible, para ser segregadas. *En niños con fibrosis quística pulmonar, esta relación de sal y agua para el normal desarrollo pulmonar y sus funciones, como también la secreción mucosa, debe ser tenida en cuenta.*

Estas son las razones por las cuales la Sra. Preston y el Dr. Rivera se mejoraron del asma. Es porque *el asma no es una "enfermedad" que se "cura". Es una adaptación fisiológica del cuerpo a la deshidratación y a la escasez de sal. Será recurrente, en cualquier momento, si no se le presta la suficiente atención a beber regularmente agua y tomar sal.* Una pizca de sal en la lengua, luego de beber agua, hace pensar al cerebro que montañas de sal llegaron al cuerpo. Es allí cuando el cerebro comienza a relajar los bronquios. El alcohol y la cafeína contribuyen a los severos ataques de asma. Los que tienen asma deben incrementar, levemente, el consumo de sal.

Lifestyle
Medical Center

Medicina Familiar-Terapia reconstructiva para la Espalda, Rodilla, Mano y Dolores Articulares–Terapia para Várices

24 de mayo de 1995

Dr. Batmanghelidj
2146 Kings Garden Way
Falls Church, VA 22043

Ref: Jeremy Christopher

Estimado Dr. Batmanghelidj:

Le escribo para agradecerle por su amable asistencia, tratando la alergia de Jeremy. Como usted lo sabe, Jeremy es mi hijo de ocho años, que ha sufrido, los últimos cuatro años, severos síntomas relacionados con rinitis alérgica y asma.

Más recientemente, ha tenido un significativo catarro y tos, asociados con su asma. El 28 de abril de 1995, empezamos un programa de rehidratación, involucrando el beber dos vasos de agua antes de comer o hacer ejercicios, excluyendo otro tipo de fluidos. Adicionalmente, media cucharadita de sal, que se agrega a sus comidas, para complementar el aumento de agua bebida.

Dentro de los 3-4 días tuvo una notable mejoría, no tuvo exceso de producción de mucosidades, su tos virtualmente se detuvo y sus estornudos y otros síntomas alérgicos, se fueron totalmente. Por lo tanto, descontinuamos el Benadryl y Albuterol y continuamos con el programa de hidratación.

Jeremy ha continuado con este programa, por aproximadamente cinco semanas estando casi todo ese tiempo, sin medicaciones y le esta yendo muy bien. No solamente sus síntomas han desaparecido subjetivamente, sino que, en términos observados objetivamente, sus volúmenes críticos se encontraron dentro de los rangos normales. La constante somnolencia, inducida por los remedios, ha desaparecido y como resultado está más alerta y sus calificaciones en la escuela mejoraron.

Por lo tanto, quiero poner énfasis en lo efectivo que el tratamiento ha resultado para Jeremy y le deseo lo mejor, compartiendo este eficaz programa sin costo alguno, con otros.

Una vez mas Dr. Batmanghelidj le agradezco por asesorarme en el nuevo programa, para el tratamiento de las alergias y asma de Jeremy.

Atentamente

Cheryl Brown-Christopher, M.D.

1419 Forest Drive–Suite #202–Annapolis–Maryland 21403–(410) 268-5005

Como ha podido leer en la carta que me enviara la Dra. Christopher, su hijo estaba tomando dos remedios para su asma. La capacidad de aire en sus pulmones, bajo medicaciones, era el 60% de lo normal. En un mes de tratarse con agua y sal, su capacidad pasó al 120% de lo normal, con ninguna medicación.

Aaron Warner tiene 10 años de edad y le daban cinco diferentes remedios para su asma. En las palabras de su madre hacia mi: "Los horarios establecidos para que mi hijo tomase sus remedios no era muy fácil para un niño de 10 años de edad, luego de dos días de tomarlos, se sentía peor y le dolía la cabeza, dolor de garganta, dolor en la boca y estaba cansado, somnoliento, malhumorado y sensible al sol." Jeremy y Aarón están ahora sin medicación y sus padres encantados. La información de que el agua y la sal curan el asma fue puesta por primera vez en el aire, el 5 de Junio de 1955 por el Noticiero de Paul Harvey.

Esta buena noticia es ahora cada vez más conocida. Es posible que, en menos de cinco años, estemos en condiciones de acabar con el azote de la ignorancia médica sobre la deshidratación crónica, que permite a varios millones de niños sufrir innecesariamente, hasta el punto que miles de ellos mueren de asma. *Lo que esos niños necesitan darse cuenta del hecho que, para ellos, respirar se ha hecho dificultoso y por esa razón están sedientos.*

Multiplique el impacto de incrementar el agua a beber en la prevención y cura a los ataques de asma, como lo puede ver en los casos de Jeremy y Aarón, a los otros 12 millones de chicos asmáticos y usted, repentinamente, verá la posibilidad de salvarlos a todos de la "sofocación y **muerte** *por deshidratación".*

Únicamente con su activa ayuda y si podemos conseguir que los medios den una mano en educar al público sobre el rol del agua en la prevención del asma, podremos salvar a esos niños inocentes que están atrapados en las manos de la ignorancia y la comercialización en medicina.

CAPÍTULO 10

ALGUNOS ASPECTOS METABÓLICOS DEL ESTRÉS Y LA DESHIDRATACIÓN

*"Yo firmemente creo que si la totalidad del **conocimiento médico** como es utilizado ahora, pudiese hundirse en el fondo del mar, sería mucho mejor para la humanidad, y lo peor para los pescados."*
—OLIVER WENDELL HOLMES

DIABETES INSULINO-INDEPENDIENTE

Básicamente, hay dos tipos de diabetes. Para el tratamiento de una de ellas, la insulina es necesaria porque el páncreas ha dejado de producirla. Este tipo se la llama *diabetes insulino-dependiente*. Para el tratamiento de la otra, algunos químicos son necesarios para la liberación gradual de insulina por el páncreas, para que el paciente pueda controlar los síntomas clínicos. Este tipo se la llama *diabetes insulino-independiente*, donde el páncreas aún conserva la habilidad de producir insulina.

La diabetes insulino-independiente, establecida en los mayores y que puede ser regulada tomando medicamentos en forma de "tabletas", es probablemente el resultado final de una deficiencia de agua en el cerebro, hasta el punto de afectar al sistema cerebral de neurotransmisores, particularmente al sistema de serotonina sinérgica. La fisiología del cerebro está diseñada de tal manera que, automáticamente comienza a identificar la presencia de glucosa y así mantiene su propio volumen y requerimientos para su propia energía. El cerebro necesita glucosa para su necesidad energética y la conversión metabólica en agua. El consenso que prevalece en las opiniones es que la mayoría de los requerimientos energéticos en el cerebro son proporcionados solamente por el azúcar. Mi opinión personal es que este caso, únicamente se produce cuando hay falta de agua y sal en el cuerpo. Agua y sal son absolutamente esenciales para la generación de energía hidroeléctrica, particularmente para los mecanismos neurotransmisores.

La razón y el mecanismo para alterar los niveles de azúcar es muy simple. Cuando la histamina se activa en la administración de la energía y regulación del agua, también activa a un grupo de sustancias conocidas como *prostaglandinas* (PGs). Las PGs están involucradas en un sistema subordinado para distribuir racionalmente el agua en las células del cuerpo.

El páncreas, una glándula muy compleja localizada entre el estómago y el duodeno, además de ser la sede de producción de insulina, también está asociada en la producción de copiosas cantidades de una solución acuosa que contiene bicarbonato. Esta solución bicarbonatada es derivada al duodeno para neutralizar los ácidos que llegan del estómago. Así es como el ácido del estómago es neutralizado. Sucede que mientras el agente estimulador PG del tipo E puede involucrarse en la circulación y colaborar con el páncreas en la producción de la solución bicarbonatada, al mismo tiempo naturalmente, puede inhibir la secreción de insulina en el páncreas. Actúa como un servo-mecanismo muy ajustado. Cuanto más un sistema deba ser abastecido, el otro sistema será desmantelado.

¿Porque? Simplemente, la insulina promueve el movimiento del potasio y del azúcar hacia las células del cuerpo. También contribuye al ingreso de los aminoácidos en las células. Acompañando el paso del azúcar, potasio y aminoácidos, el agua también ingresará en las células que han sido estimuladas por la insulina. Tal acción, automáticamente reducirá la cantidad de agua que está disponible fuera de las células. En estado de deshidratación, la acción de la insulina puede ser contraproducente. La lógica empleada en el diseño del cuerpo ha instalado, por lo tanto, las dos acciones de distribuir el agua en el páncreas y la necesaria inhibición a la acción de la insulina en el mismo agente, prostaglandina E. En esta forma y a expensas de una severa privación de algunas células, el agua estará disponible para el acto de la digestión de alimentos y la neutralización de los ácidos en los intestinos.

Mientras eso ocurre, cuando la secreción de la insulina es inhibida, exceptuando el cerebro, el metabolismo del cuerpo es severamente perturbado. En un estado de deshidratación, el cerebro se beneficia por la inhibición de la insulina. Las células cerebrales no son dependientes de la insulina para sus funciones, mientras que las células en la mayoría de las otras partes del cuerpo son totalmente dependientes de las propiedades de la insulina para su normal funcionamiento. Si pensamos en ello, hay una lógica natural en la producción en diabetes insulino-independiente en severas deshidrataciones crónicas. ¿Porque es llamada diabetes insulino-independiente? Debido a que el cuerpo todavía puede producir insulina, aunque necesita la influencia de algunos agentes químicos para promover su secreción.

Este fenómeno, de inhibir la insulina con deshidratación, demuestra que la función principal de la glándula pancreática está dirigida a proveer agua para la digestión. La inhibición a la insulina es un proceso de adaptación de la glándula, a la deshidratación del cuerpo.

TRIPTOFANO Y DIABETES

La más simple explicación sobre el triptofano puede parecer muy complicada. Sin embargo, se debe tener algún entendimiento básico sobre este aminoácido, para que algunos de los principios que se presentan en este libro, cobren sentido. Recuerde, el cuerpo es una planta química muy complicada y es extremadamente sensible a las fluctuaciones en los flujos de sus principales materias primas.

El cerebro está diseñado para resucitarse a sí mismo, *cuando hay poca sal y agua en el cuerpo*. Aumenta los niveles de azúcar en la circulación. El aumento en el nivel de azúcar se produce para balancear el vital equilibrio osmótico, de la misma forma en que un doctor resucita a un paciente utilizando un goteo intra-venoso conteniendo azúcar y sal. Se debe reconocer otro simple aspecto:

las fuerzas osmóticas que deberán estar disponibles para la regulación del volumen de los líquidos extra-celulares son desarrolladas primariamente por su contenido salino, por el aumento del contenido de azúcar y algunas veces por el aumento en el contenido del ácido úrico.

Pero en el tipo de diabetes insulino-dependiente, allí puede haber una severa escasez de sal, en cuyo caso el cerebro no tiene otra alternativa que aumentar más el nivel de azúcar, para compensar por la baja reserva de sal en el cuerpo. Este proceso es un paso automático en el diseño de la actividad cerebral, que es administrada por las diversas funciones directas e indirectas del triptofano. También se ha demostrado que el triptofano es la sustancia básica que necesita el cuerpo, como vital ingrediente, para convertir en tres o también en cuatro a los neurotransmisores más esenciales reconocidos hasta hoy.

En la *diabetes insulino-dependiente*, uno debe prestar particular atención en tomar adecuadas cantidades de proteínas, para compensar la posible *insuficiencia de triptofano* que puede ser *la causa principal* de las enfermedades. ¿Porque? Parece que *la deshidratación causa una severa merma de triptofano en el cerebro*, el aminoácido más esencial en el cuerpo humano. Cuando hay un adecuado nivel de triptofano en el cerebro, entre otros efectos, la resistencia al dolor se eleva, uno soporta mejor el dolor.

- *El contenido de triptofano en el cerebro demuestra una gran caída de sus niveles, en algunos animales diabéticos.*

Para reafirmar este punto nuevamente, sal, azúcar y ácido úrico están involucrados en el equilibrio de las fuerzas osmóticas y en la composición de los fluidos mantenidos fuera de las células. El contenido de sal es responsable de brindar la mayor contribución al balance osmótico extra-celular. Las propiedades regulatorias del triptofano en sí mismo, o su dependiente sistema neurotransmisor operan un mecanismo de medición de la cantidad de sal que se mantiene en el cuerpo. Serotonina, triptamina, melatonina e indolamina son derivados del triptofano y todos son neurotransmisores. Por lo tanto, *el triptofano es el regu-*

lador natural del cerebro para la absorción de sal en el cuerpo. Parece que bajos niveles de triptofano y en consecuencia sus productos neurotransmisores establecerán reservas de sal, por debajo de lo normal.

Como un mecanismo de emergencia en el cuerpo, el sistema RA parece compensar induciendo la retención de sal en el cuerpo. La histamina y la actividad de su sistema RA se convertirán y aumentarán su compromiso, si el sistema neurotransmisor dependiente del triptofano se involucra menos, a través de la escasez o incremento en la subdivisión del triptofano. Eso indica que una dieta baja en sal no conduce a la corrección del diabético con alta azúcar en la sangre.

- *Si el azúcar en la sangre disminuye, se hará inevitable un pequeño aumento diario en el ajuste de ingestión de sal.*

El triptofano es también un prominente aminoácido empleado en la corrección de errores en el proceso de diseñar el ADN o de producir una réplica. Con otro aminoácido, lisina, forman un sistema de puentes (**trípode de lisina-triptofano-lisina**) que corta y empalma las inexactitudes en la transcripción del ADN. *Esta propiedad del triptofano es sumamente esencial para la prevención al desarrollo de las células cancerosas en el cuerpo.*

Con el reabastecimiento del triptofano en el cerebro, los sistemas operados por la histamina serán recortados a sus responsabilidades primarias, funciones secundarias. El contenido de sal en el cuerpo estará mejor regulado. El nivel de sensación antes de estimular el registro del dolor, aumentará. La secreción de ácidos en el estómago estarán bajo un control normal. La presión sanguínea será normalizada a sus niveles naturales para la operación de todas las funciones en el cuerpo: riñones, cerebro, hígado, pulmones, actividades digestivas gastrointestinales, filtración con "cabeza de ducha" dentro de las células nerviosas, las articulaciones y así con todas las funciones enmarcadas dentro de un rango normal de actividad.

Hay una relación directa entre caminar y producir reservas de triptofano en el cerebro. Hay varios aminoácidos que compiten por cruzar la barrera natural diseñada dentro del cerebro. Todos ellos deben invertir para sacar provecho del mismo generador de proteínas. Esos competidores por el triptofano están agrupados bajo el título de *cadena ramificada de aminoácidos* (aminoácido BC). Durante el ejercicio, esta BC de aminoácidos, junto con las grasas, son utilizadas como combustible en los músculos largos. Los músculos comienzan a utilizar esos aminoácidos de la circulación sanguínea. Como resultado, las apuestas se cambian a favor del triptofano para su pasaje a través de la barrera-sangre-cerebro y dentro del cerebro. Un principal valor fisiológico del ejercicio es la directa relación de la actividad muscular con la producción de las reservas de triptofano, en el cerebro.

- *El contenido de triptofano en el cerebro y sus varios sub-productos del sistema neurotransmisor, es responsable por el mantenimiento del "balance homeostático del cuerpo." Niveles normales de triptofano en el cerebro mantienen un bien regulado balance en todas las funciones del cuerpo, lo que se conoce como homeostasis. Con la reducción de las reservas de triptofano en el cerebro, se experimenta una disminución proporcionada en todas las funciones en el cuerpo.*

La depresión y algunos desórdenes mentales son la consecuencia cerebral producida por el desequilibrio de triptofano. El Prozac, utilizado para algunos desórdenes mentales, particularmente en la depresión, es una droga que detiene las enzimas que descompone la serotonina, un subproducto del triptofano Cuando hay más serotonina presente, todos los nervios funcionan normalmente. Sin embargo, Prozac no puede reemplazar el rol indispensable del mismo triptofano. *Uno debe trabajar en el reaprovisionamiento de las reservas corporales de triptofano, a través de una dieta balanceada y regularmente beber agua.*

Mi investigación ha demostrado que allí hay una directa relación entre el beber agua, "hemodilución" y la eficiencia en la función del sistema de transporte, para el pasaje del triptofano dentro del cerebro. La falta de agua y una proporcionada liberación de histamina resulta en un incremento en el nivel de descomposición del triptofano en el hígado. Parece, que un adecuado nivel de agua bebida detiene el incremento y el ineficiente metabolismo del triptofano en el cuerpo. La deshidratación crónica produce su pérdida desde el depósito de los diferentes aminoácidos mantenidos en el cuerpo. El triptofano no puede ser producido en el organismo, debe ser incorporado a través de los alimentos. Es uno de los aminoácidos esenciales. Por lo tanto, la hidratación del organismo, *los ejercicios* y el comer los alimentos apropiados ayudarán al reaprovisionamiento de las reservas de triptofano en el cerebro.

Otro importante aspecto para recordar es la idiosincrasia que parece operar en el metabolismo de las proteínas y su manufactura. Las proteínas son producidas a partir de los aminoácidos, cuando se unen. Hay 20 aminoácidos (AAs), a partir de los cuales se producen las proteínas. Cada proteína tiene una combinación diferente de esos AAs. Dependiendo de la secuencia de la mezcla, diferentes características se instalan en cada proteína. Dependiendo en la secuencia y el número, la mezcla puede funcionar como enzimas, como líneas de montaje para la producción de otras proteínas y como generadores de energía en las unidades de bombas hidroeléctricas.

Todas las funciones del cuerpo son reguladas por las propiedades especiales y las "características de la secuencia" de sus AAs, usadas en las enzimas y proteínas del cuerpo. Hay ocho AAs esenciales que no son producidos por el organismo humano deben ser importados con la ingestión de alimentos. Hay tres AAs que pueden ser producidos, pero en cantidades limitadas. En ciertos momentos, ellos son medianamente escasos. Los otros nueve AAs son ampliamente producidos dentro del cuerpo. Si los porcentajes normales fuesen mantenidos en el depósito de los AAs en el cuerpo, comenzará a fluctuar después de cierto nivel, algunos AAs son disueltos diferentemente o consumidos para mantener la composición del depósito de AAs dentro del nivel normal para la futura producción de proteínas y enzimas. *De los AAs que son desechados por el estrés, el triptofano es uno de los más importantes*.

Sin embargo, uno no puede consumir este u otro aminoácido

por sí mismo para balancear el depósito, inclusive si uno conoce todas las intrincadas ramificaciones. *Uno debe consumir toda la serie de AAs para construir "el reservorio" a debido tiempo.* La precaución que uno debe tomar es el comer proteínas que contienen esos AAs en amplias proporciones. Algunas proteínas, tales como la carne muy cocinada, pueden tener deficiente cantidad de aminoácidos. Las mejores proteínas son aquellas que están almacenadas en las semillas germinadas de las plantas, tales como lentejas, habichuelas, etc., también en huevos y leche, que la naturaleza proporciona para producir la nueva generación de pollos y para alimentar a la cría.

Lentejas y habichuelas, en particular, son buenas para almacenar los AAs en los ingredientes alimenticios. Contienen cerca de un 28 por ciento de proteínas, 72 por ciento de complejo de carbohidratos y no contienen aceite. Este tipo de comidas son, por su naturaleza, los mejores depósitos para proveer los AAs en montos proporcionados. Después de todo, estas mejores elecciones de "comidas" son naturalmente diseñadas para procrear una "perfecta" réplica de las especies involucradas. El almacenamiento de una composición balanceada de aminoácidos, como iniciadores de vida, es parte del proceso.

La diabetes insulino-independiente debe ser tratada incrementando el consumo de agua, ejercicio y manejo de dietas, a fin de incorporar el balance necesario de aminoácidos para reparar los tejidos, incluyendo los requeridos por los tejidos cerebrales. La regulación de la sal también debe ser tenida en mente. La diabetes es un buen ejemplo de la inmediata generación de daños que son causados por la deshidratación. Es un hecho, que la deshidratación conduce a la diabetes, se ve de manera habitual en los ancianos y es generalmente reversible su efecto, a pesar de ello, en los casos más severos es una enfermedad de la variedad de las estructuralmente más dañosas y por lo general heredadas. La diabetes juvenil necesitará el mismo reconocimiento para los tratamientos preventivos y tempranos, antes que los daños estructurales permanentes puedan tener lugar. Debe recordarse que el mecanismo de transmisión genético de los padres, en particular la madre, es afectado por un desbalance en el depósito de los aminoácidos, que será igualmente reflejado en el hijo. En efecto, así es como se establecen los daños genéticos y los desórdenes heredados. Lo que usted leerá en los próximos párrafos se ha diseñado para mostrar representativamente el proceso.

DIABETES INSULINO-DEPENDIENTE

En la diabetes insulino-dependiente, la habilidad para producir insulina por las células del páncreas se ha perdido. Para controlar la diabetes, son esenciales las inyecciones de insulina sobre bases diarias regulares. Esta condición se está comprendiendo un poco más.

Dentro del proceso de disolución de las proteínas, para movilizar las reservas de aminoácidos, los mecanismos que liberan cortisona también promueven la secreción de una sustancia llamada IL-1 (Interleukina). IL-1 es un neurotransmisor. Hay un efecto exagerado entre el mecanismo de liberación de la cortisona y la producción de IL-1, cada uno promueve la secreción del otro. La IL-1 también promueve la secreción de otra sustancia subordinada llamada IL-6. Por lo tanto, una continua producción de IL-1 estimulará la producción simultánea de IL-6.

Se ha demostrado en cultivos celulares que el IL-6 destruye en el ADN la estructura de las células que producen insulina. Esas tratadas células de IL-6 no pueden producir nunca más insulina. Acepto y he publicado esta observación, que la deshidratación continua y su desenfrenada perturbación en el metabolismo de los aminoácidos en el cuerpo, es probablemente la responsable de la destrucción de la estructura del ADN en el páncreas, en las células beta que producen insulina. Así, la deshidratación y su tendencia a una tensa fisiología puede, finalmente, también ser responsable por la emergencia de la diabetes insulino-dependiente.

- *Por lo tanto, el cambio de paradigma científicamente explicará el papel del agua en la prevención de enfermedades o su curación. Con una cuota diaria, estricta y regular, para pre-*

*venir el estrés y daños asociados a la deshidratación, el prin-
cipal conductor y supervisor del bienestar corporal,
triptofano y sus neurotransmisores derivados, serotonina,
triptamina y melatonina, estarán bien posicionados para regular todas las funciones. La ingestión balanceada de aminoácidos en simples proteínas asegurarán que una suficiente
cantidad de ellas estén disponibles para el cuerpo. Caminatas
diarias, en forma regular, mantendrán los músculos bien
coordinados y corregirán cualquier proceso fisiológico que se
establezca en el cuerpo, como resultado de la ansiedad y la
"tensión" emocional.*

Estas tres obligaciones son las más vitales y básicas precauciones contra el envejecimiento. Son pasos esenciales para una
buena salud y una bien hidratada y saludable piel que necesita
agua para reemplazar constantemente aquella que se pierde por
el medio ambiente exterior. Eso sucede, cuando las venas sanguíneas de la cara y el cuerpo se abren y aprovisionan, con el
sustento necesario, a las células expuestas de la piel.

Cuando el cuerpo está bien hidratado, todos los pre-requi-
sitos fisiológicos y hormonales para una vida sexual satisfactoria y una líbido más que adecuada estarán en condiciones.
Adicionalmente, uno o dos vasos de agua antes del "evento"
ayudarán a conseguir una firme y duradera erección en el
hombre y el placer de participar en la mujer.

CAPÍTULO 11

PENSAMIENTO, PERCEPCIÓN Y CONOCIMIENTO

EL IDIOMA DE LA PERCEPCIÓN

La función del cerebro tiene dos componentes primarios: uno, la regulación automatizada del cuerpo físico, explicado en el capítulo previo; dos, el pensamiento del proceso que trata con ideas, con los ideales y con la expansión del conocimiento. Estas funciones dependen de la manera en que las células se comunican entre ellas, constante y eficientemente. Este proceso consume demasiada energía. La energía química es la fuente principal para esta necesidad.

Todo conocimiento proviene de una comprensión primaria de las leyes y disciplinas empleadas en la creación del universo. El cerebro ha limitado el conocimiento consciente de cómo estas leyes se aplican al cuerpo humano. Sin embargo, las funciones del cerebro integran al cuerpo con todas las fuerzas de la naturaleza, sin la percepción consciente de la mente. A menudo, se dice que el cerebro usa solo el 10-15 por ciento de su capacidad y el descanso es la función superflua o la capacidad de reserva del cerebro. En mi mente, esto es una declaración absurda acerca del más grande "sistema de computación" imaginable. Se cree que el cerebro tiene cerca de nueve trillones de neuronas, todas ellas integradas al sistema. Es un hecho conocido que si uno no usa una habilidad, se perderá en poco tiempo. Por esta reconocida regla de la naturaleza, el cerebro se habría reducido de tamaño si solo usó 10-15 por ciento de su capacidad. Esta declaración puede ser exacta acerca del segmento del cerebro empleado por la "mente" consciente y solo si no es "educado" por la rutina y experiencias diarias. Sin embargo, el resto del cerebro se emplea en la integración del cuerpo humano de manera solapada, con las leyes de la naturaleza y en la adaptación al hábitat de la persona.

RECONOCIMIENTO A LA LONGITUD DE ONDA

El hombre, más que otras especies, tiene la capacidad única para consumir alimentos sólidos y agua y convertir esas fuentes de energía en pensamiento, percepción, conocimiento, ideas e ideales. ¿Alguna vez pensó como es posible el convertir la comida que uno ingiere en los procesos involucrados al planeamiento, desarrollo de objetivos, refinando inventos y así sucesivamente? Tomamos esas habilidades como garantizadas, pero esos procesos en sí mismos son milagros dentro del milagro de la creación. Son parte del milagro de la creación. Sin embargo, si comenzamos a investigar dentro del rompecabezas, alguna lógica parece presentarse a sí misma. Debemos, primero y fundamentalmente, recordar que nada pasa en el cuerpo humano por fuera de las fuerzas reconocidas que constituyen el marco moldeador de la naturaleza. El cuerpo humano está en constante control de esas fuerzas moldeadoras.

El cuerpo es un producto de esas fuerzas moldeadoras. No reconoce otras influencias detrás de esas fuerzas. Continuamente "danza" con los acordes de la "presentación orquestal" y con el "ritmo" que esas fuerzas juegan. En un lenguaje menos florido, todas las fuerzas de la naturaleza simultáneamente aportan sus influencias individuales en el cuerpo humano y éste debe maniobrar dentro de las nuevas condiciones establecidas y complacer a cada una de esas fuerzas. Éste es un complicado proceso y el cerebro debe hacer las tabulaciones, coordinar y adoptar esos constantes e irrefrenables designios de la naturaleza. Como ejemplo, el tiempo cambia de calor a frío: la mínima fluctuación de las condiciones externas afectan el funcionamiento interno del cuerpo. Las condiciones deben ser reconocidas, evaluadas y un nuevo conjunto de coordenadas son establecidas en el cuerpo para su viaje a través del tiempo. El cuerpo se traslada desde el nivel del mar hacia una altura elevada. En cada nivel del ascenso, nuevas condiciones deben ser reconocidas y adoptadas para mantener al cuerpo dentro de las normas de funcionamiento contra la gravedad. Ahora, junte ambos procesos, cambio de temperatura de un bajo a un alto nivel y la presión cambia de alta a baja presión en las mayores alturas. Hasta ahora, el cuerpo ha tenido que adaptarse a dos procesos simultáneos. A todo eso sume los cambios en las corrientes de aire, leves brisas a baja altura y fuertes vientos en las alturas. En el proceso, la luz cambia, la consistencia del terreno cambia y así sucesivamente. Las confrontaciones del cuerpo a esos cambios son convertidos en un sistema de mensajeros químicos que prepara al cuerpo para adaptarse a las nuevas condiciones ambientales.

El cuerpo reconoce esos cambios porque *ellos son piezas de información que nacen con longitud de onda y energía.* Todo conocimiento en el cuerpo es el resultado de la transferencia y conversión de energía almacenada en una particular longitud de onda a una especialmente diseñada partícula que es sensible a esa onda de energía. Esas partículas "hechas a medida", a su tiempo, serán lugares de reposición y almacenaje que se utilicen para reconocer la información transportada en esa particular onda de energía. Cada una de esas partículas está diseñada para ser sensible y en forma proporcional danzar con esa particular onda de energía y con aquellas que están inmediatamente en su periferia. Como un ejemplo, observe como vemos las cosas. Nuestros ojos están enfocados en un objeto pero también advertimos las cosas que rodean a ese objeto. No una mirada focalizada, pero sí alerta para producir una atención inmediata. Tal como el movimiento de un feroz toro en el campo o un auto pasando velozmente por una calle lateral, es cuando el cerebro tiene que hacer los cálculos sobre las posibilidades y tomar las debidas precauciones.

A su debido tiempo, la orquestación del impacto de esas ondas de energía que transfieren información, registrarán la tendencia que será "traducida" desde las "vibraciones unísonas" de esas partículas sensibles a las vibraciones. El fenómeno de "traducción" es posible por la asociación del modelo de vibración, al resultado externo que se produce. El ADN en el cerebro almacena los secretos generados por la acción de las partículas sensibles a la vibración. Se ha demostrado que el ADN de ratones entrenados mejorará la "inteligencia" de los jóvenes sin entrenamiento. El ADN no les aportará inteligencia a los pequeños ratones, simplemente les trae el conocimiento para manufacturar las partículas sensibles a las vibraciones, provenientes de la experiencia de los mayores y entrenados ratones. Los ratones jóvenes comienzan a desarrollar las formas de registrar las "piezas orquestales" de vibraciones a partir de las cuales el proceso de asociación pronto se desarrollará.

Esta es mi simple visión de cómo el cuerpo tabula, traduce y almacena información. Desarrolla un entendimiento para la sinfonía de esas ondas con diferente longitud. Aprendemos de una sólida información. La información es almacenada en la combinación de las longitudes de onda que transportan energía, que estimulan al oído y el resultado es registrado en las partículas que se hacen sensibles a esa particular longitud de onda. Ahora, cada vez que la misma onda sonora es reproducida, esa partícula registra el sonido y pasa la información para su tabulación. Cuando se producen sonidos múltiples, diferentes partículas se hacen responsables por la mayor sensibilidad. Déjenos compartir un ejemplo simple. Todos hemos oído hablar de la copa que suena cuando un camión pasa cerca, o de la soprano cuya voz hace sonar a los candiles del teatro, o rompe el vidrio que cubren a las luces. Todos hemos escuchado la música que produce el vaso de agua, como la copa de vino que suena por la energía de la fricción del dedo cuando se frota a una cierta velocidad en el borde mojado. Cada objeto tiene una longitud natural de onda. Cuando reconoce esa longitud de onda comienza a instalarse la unisonancia y a convertir la energía recibida en una energía más alta en intensidad. El proceso de la conversión es la parte más importante del fenómeno en su totalidad. La comodidad de la conversión de una fuente de energía a otra en la función del cerebro es un componente de la inteligencia y la habilidad de aprender con un nivel más elevado de la absorción.

Toda partícula viva en la tierra se crea de los mismos elementos básicos que existen en la misma. De estos elementos básicos y en un medio de agua se crean las partículas completas y ya con vida. Las estructuras básicas del cuerpo para los productos vivos creados por la naturaleza son los aminoácidos. Estos aminoácidos poseen composiciones moleculares diferentes que producen el tamaño, la forma y las diferencias, cuando ellos son empleados para la construcción de partículas más complejas. Los elementos básicos empleados en el ensamble de estos aminoácidos están alertas a ciertas longitudes de onda y rango de energía. Así los aminoácidos heredan el efecto y la suma de estas sensibilidades y en particular la posición en que estos elementos se ubican. Estos aminoácidos desarrollan cierta longitud de onda natural que serán el único registro de su función.

IMR significa la imagen por resonancia magnética. Un sabio descubrió que si una cierta longitud de onda de energía se pasa por el cuerpo, crea una ampliación registrable de la respuesta de los átomos de hidrógeno empleados en la estructura del cuerpo. De esta manera, se puede producir una imagen interna casi perfecta del cuerpo, muy parecida a la que se obtiene en una radiografía. Exponiendo un átomo de hidrógeno a una onda de energía que empareja una reacción, se define la ubicación de un registro. Cuando queda registrada, la resonancia de las partículas de hidrógeno se distribuyen según un modelo para su distribución: De esta manera se proyecta la imagen de la anatomía humana.

Ahora imagínese que cada átomo en el cuerpo humano tiene un registro natural individual que suena con su longitud de vibración natural. Cuando estos átomos se emplean en la producción de una partícula, ésta hereda la suma de las propiedades de los "átomos constructores" que la producen. La partícula nueva llega a ser una pieza orquestal con cierto repertorio de respuesta que responde a "la música de la naturaleza."

Cada partícula tiene un nivel de sintonía que alerta a la partícula, hasta que comienza a funcionar al nivel máximo de su energía, como una radio que indica la presencia de una estación y se escucha claramente cuando se la sintoniza bien. El Triptofano parece tener una frecuencia natural de alrededor de 300-400 nanómetros (un nanómetro es la porción que surge por la división de un metro en 1.000.000.000 de partes). Esta frecuencia es similar a la frecuencia de energía de la luz ultravioleta. Cuando se le permite golpear al triptofano, lo rompe, muy parecido a la copa que se quiebra debido a las vibraciones que produce la soprano con sus altos registros sonoros. Asimismo, ésta es la razón del peligro que causa la exposición a demasiados rayos ultravioletas. El contenido de triptofano en la piel se daña y puede causar muchos de los problemas que enfrentamos por tomar demasiado sol.

Todas las partículas empleadas en la creación del cuerpo humano tienen una frecuencia natural que constituye su registro individual. Por la combinación de esos registros, el cuerpo humano permanece en contacto permanente con las leyes de la naturaleza empleadas en su diseño y creación. Una parte del cerebro es la central maestra que procesa la información recibida. La parte silenciosa del cerebro, parte que a menudo se la acepta como de "capacidad superflua", es el segmento que integra al cuerpo con los factores ambientales y se hace importante para la supervivencia del cuerpo.

PROCESO DEL PENSAMIENTO

El cuerpo humano debe haber desarrollado un don para producir toda la gama de proteínas y partículas que tienen la mayor afinidad con el rango natural de vibraciones que orquestan los modelos informativos, que van a producir la imagen presente del mundo y sus logros. Sería imposible haber fabricado la primera choza o utilizado la primer herramienta si esa persona no hubiese entendido en forma instintiva las leyes de la gravedad, o la transferencia de fuerza de la mano a la herramienta y luego al objeto en el que se trabaja.

Construyendo sobre el entendimiento inicial o instintivo de las leyes naturales empleadas en su propio diseño, la humanidad comenzó a emplear las "propiedades perceptivas de su propio cerebro".

Construyendo sobre la comprensión inicial o instintiva de las leyes de la naturaleza empleadas en su propio diseño, la humanidad desarrolló los rangos y modelos para el reconocimiento de la información que ahora constituyen todos los logros de los humanos. Para mí, la nueva percepción significa "recepción periférica". Si en un rango de información relacionada con longitudes de onda allí hay una desconocida sección que es cercana a un modelo conocido y es recibido por el "ya iniciado centro cerebral", existe la probabilidad de establecer un correcto entendimiento de los significados asociados. Esta nueva revelación, o la percepción del nuevo modelo informativo, es facilitado por la recepción periférica proveniente del sistema de energía existente. Muy parecido a la visión periférica. Aunque esos modelos integrados de información estén bombardeando al cerebro todo el tiempo, el registro y reconocimiento de esos modelos combinados por el cerebro es el proceso mediante el cual el conocimiento es creado: como un relámpago en la noche que revela la superficie de la tierra, como Mozart quien creó combinaciones de sonido en sus composiciones musicales cuando era muy joven, o Beethoven que compuso su Novena Sinfonía cuando era completamente sordo.

La nueva información perceptiva comienza a definir los nuevos límites del conocimiento. Este tipo de modelo escalonado en la expansión de la habilidad del *cerebro consciente* para aprovecharse de modelos informativos del repertorio o acceder a la capacidad del silencio y segmentos asociados a la naturaleza en el mismo cerebro que constituyen los poderes perceptivos del cerebro en el individuo. Es desde este poder perceptivo del cerebro individual, que el volumen de conocimiento disponible se acumuló. Compartir conocimientos es sumamente sencillo, pero la generación de nuevos conocimientos demanda una disciplina especial en la forma de pensar.

Es el resultado de pensar y observar la nueva información que aparece proveniente de los ya reconocidos y definidos modelos informativos en el cerebro. Muy parecido a la pregunta de Newton, ¿"porqué la manzana cayó del árbol"? que reveló las leyes de gravedad. O mi pregunta, ¿"porqué dos vasos de agua alivian el intolerable dolor abdominal producido por la úlcera péptica"? que luego de muchos años de investigación ha dado nacimiento a un nuevo proceso de pensamiento sobre las enfermedades del cuerpo humano. Otro ejemplo es como el ensamble original de la "información sobre un vehículo", en tantos años y con tantas transiciones ha producido los actuales avances en el diseño de los automóviles. El diseño de un auto tiene que mantener la conformidad con las leyes naturales que gobiernan a los materiales y movimientos, tales como el uso de la goma para las llantas y la modelación de la carrocería para que aerodinámicamente sea óptimamente eficiente y así lograr mayores velocidades.

Toda nueva información y acumulación de conocimiento por el cerebro se hacen posibles debido a que son parte del repertorio del diseño principal e incorporado dentro de las leyes de la naturaleza. Su modelo informativo ya existe, nosotros solamente destapamos las posibilidades cuando advertimos los modelos naturales de información. Esos modelos informativos dependen de la energía y el soporte de las longitudes de onda. Es el reconocimiento de esos modelos de longitud de onda por las partículas diseñadas por la naturaleza en los sistemas receptores del cerebro, lo que determina el alcance del entendimiento y la habilidad del individuo para resolver los nuevos enigmas del pensamiento.

EL SISTEMA RECEPTOR DEL CEREBRO

Nuestro mundo existe porque la luz existe. Todo conocimiento, inicialmente, fue registrado a través del "campo visual". Subsecuentemente, sonido y lenguaje se desarrollaron para transmitir ese conocimiento. Todos sabemos de la existencia de la memoria visual y auditiva. En la memoria visual, la energía de la luz rebota en los objetos con una variada combinación de longitudes de ondas de luz. La composición con sus distintos colores, la imagen y su color son registradas por los sensores del ojo. Cuando se desarrolló el lenguaje, los sonidos que se asociaron al significado se estandarizaron. Esas unidades de energía estandarizadas luego fueron transcriptas en un conjunto de marcadores en diferentes lenguajes representando una particular pieza de información. La parte interesante de este proceso es el hecho de que el mismo "marcador" de información invoca al mismo modelo de transmisión de energía a través de los ojos, cuando la luz lo refleja desde ese particular "marcador de conocimiento". Ahora, agregue la información que es traducida, proveniente del sonido, el cual es recibido por los oídos y podrá apreciar la congestión de tráfico que ocurre en las intersecciones de la percepción. El cerebro debe enfrentarse e integrar a todos estos tipos de información. Sin embargo, esto no es todo.

LA CARA: DISCO RECEPTOR DE LA INFORMACIÓN ESPACIAL

Si comenzamos a pensar sobre los sistemas de energía que están siendo transportados por diferentes longitudes de onda, observaremos un amplio espectro de bandas que existen y que pueden ser empleadas en la transferencia del conocimiento. Considere varias bandas de energía en las cuales se transmiten sonidos a través de la radio, o programas de televisión que son transmitidos en todo el globo, o simples aparatos electrónicos como el teléfono que traducen una forma de transmisión de energía en otra que podemos oir o ver. Podemos comenzar a apreciar que el hombre ha sido capaz de entender y aprovechar el principio del largo de onda de energía y su transmisión desde una fuente de emisión a otra fuente de recepción. Un reciente desarrollo en la tecnología de la energía lumínica es el principio detrás del "laser" magnificando la energía de la luz. Laser significa "Light Amplification by Stimulated Emision of Radiation" (amplificación de la luz estimulando la emisión de radiación). El principio básico detrás de esta tecnología se demuestra por la propiedad en algunos elementos de convertir rayos de luz desparramados en rayos paralelos con menor tendencia a la dispersión. Así, la energía almacenada en los rayos de luz, es dirigida en su forma más concentrada hacia un lugar de acción que es considerado esencial.

Este fenómeno de entrega de luz, o mejor dicho, de entrega de la energía de la luz, tiene muchas, muchas aplicaciones diferentes, desde las grabaciones de discos con laser y producción de sonidos hasta visores de largas distancias, cortadores de metales, cirugía de ojos, defensa espacial, impresoras laser, lo que se le ocurra. Estamos en los inicios del descubrimiento de las diversas aplicaciones de este principio de transferencia de energía. No me sorprendería, si una emprendedora compañía productora de energía anunciara un programa de establecimiento de una estación espacial que pudiera utilizar la luz del sol desde el espacio y la enviara con un rayo laser a sus principales clientes en la Tierra, con el fin de convertirla en electricidad y dirigirlas hacia las diferentes partes del mundo. La necesidad imperiosa allí está y la tecnología está casi disponible.

Si observamos un gráfico con las variaciones naturales que ocurren con las longitudes de las ondas de energía, observaremos una banda ancha de energía que no es lo suficientemente potente para alcanzar la "condición de luz" pero está lo suficientemente cerca del nivel de luz para radiar energía. Esta banda de transmisión de energía se la llama infrarroja. Muchos de ustedes probablemente vieron películas de la vida silvestre que han sido filmadas con cámaras infrarrojas. El mismo principio es ahora utilizado en equipos de visión nocturna que magnifican y convierten la energía del calor en suficiente luz como para poder ver a través del equipo visual, en la oscuridad de la noche. Este principio de magnificar el calor es usado en ayudas visuales para la defensa nocturna, cacerías y sistemas de transmisión de larga distancia. El principio básico es el mismo que el de la producción de laser. Se lo denomina "maser," y es una extensión de los principios de la producción de laser. Maser significa "Microwave Infrared Amplification by Stimulated Emision of Radiation" (Amplificación de la microonda infrarroja por la emisión estimulada de la radiación). Microonda e infrarrojo son dos cercanas bandas de energía que no han alcanzado el nivel de luz pero contienen suficiente cantidad de energía para ser transmitidas con los mismos principios de la luz.

Debemos aceptar que hay algo como la producción de maser. La tecnología maser se ha ideado para traducir y convertir el conocimiento que puede ser transmitido en el rango infrarrojo de transmisión de energía. Si tal principio existe en la naturaleza y el hombre puede acceder a él y ensamblar los componentes pertinentes, seguramente el cuerpo humano debe haber encontrado el mismo principio y debe haber ideado el sistema de acceso a la información que es capaz de transportar. ¿Cuáles son los indicadores para que el sistema, para la posible transferencia y traducción de información, transportada por campos energéticos menores a la luz existan dentro de nuestros cuerpos?

En el reino animal, la rata del desierto que vive bajo la arena ha desactivado sus ojos, pero a pesar de vivir en un lecho de arena caliente puede distinguir a las criaturas vivientes que andan cerca. Se dice que el "calor las localiza" para abastecer su apetito con ellas. Aparenta poder distinguir la diferencia de la fuente de energía que emiten los escarabajos o demás presas del intenso calor en las achicharradas arenas. Si esta información es correcta, la cual lo es, desde que la he visto informada científicamente, la desarrollada y aguda sensibilidad para distinguir la diferencia de calor y ubicar a sus fuentes de alimentación, debe ser única. La cara de todas las especies animales están bien dotadas de nervios. Observe al tiburón que es extremadamente corto de vista, pero detecta a sus presas desde largas distancias, debido al sistema sensorial que tiene ubicado alrededor de su boca.

En los seres humanos, el *nervio sensorial* de la cara es único. Es muchas veces más grueso en tamaño y las subdivisiones que cualquier otro nervio sensorial que actúe sobre la piel, en cualquier otra parte del cuerpo. Sin embargo la cara no es más sensible a marcados cambios de calor, tacto o pinchazos, que las manos o brazos. En cambio, los dedos y las manos son más sensibles al tacto que la cara. Entonces, ¿por qué la diferencia en tamaño del nervio sensorial cuando las sensaciones de la piel al tacto no son diferentes?

Leyendo el cuarto capítulo del libro "El Relojero Ciego" de Richard Dawkins, uno comienza a apreciar y entender la complejidad del desarrollo de los ojos a partir de los "hoyos" sensibles a la luz, en las especies más bajas del reino animal. El cree firmemente, como yo, en el principio evolucionario de la "supervivencia de la especie", primero expuesta por Charles Darwin. En ese capítulo el define la evolución del ojo en las especies animales partiendo de los "hoyos" primitivos sensibles a la luz que luego de muchas mutaciones se transforman en ojos sensibles a la luz con un mecanismo de lentes para focalizar la visión. Es mi impresión e interpretación que los "hoyos" son sensibles a todo tipo de radiaciones que le llegan hasta que ellos diferencian y solamente enfocan la luz y sus reflejos para definir la visión. Para el desarrollo posterior de los "hoyos" hasta que se convierten en ojos, las especies animales dominan el mecanismo de separar el tipo de energía que se irradia hacia los "hoyos" sensibles a las radiaciones. Me parece, que la misma diferenciación evolutiva también refina el trabajo de otros hoyos sensibles a la energía, para retener sensibilidad para los componentes no luminosos de la energía irradiada, denominados portadores de calor, en oposición a los que irradian luz. La radiación de calor es un importante componente a las formas de energía irradiada que actúan en el cuerpo humano. Si allí hay hoyos sensibles a las radiaciones mixtas, que marcan la diferencia para el desarrollo del ojo, el sistema de sensibilidad a la luz es retenido.

También comprendo que no es un solo "hoyo" de cada lado lo que se transforma. Allí deben haber muchos más hoyos en la zona, a partir de los cuales el mayor desarrollo los convierte en ojos. De la misma manera los ojos de las moscas, avispas e insectos parecidos, tienen ojos compuestos a diferencia de los sistemas de un solo ojo en las especies vertebradas. Las abejas también presentan una variación en el número de unidades en cada uno de los ojos que poseen, dependiendo de su posición jerárquica. Cada abeja posee dos tipos diferentes de ojos, tres pequeños ojos simples localizados en el frente de la cabeza y dos ojos compuestos ubicados a cada lado de la cabeza. Cada ojo compuesto es un órgano muy complejo. Los zánganos poseen mayor número de unidades en su composición que las abejas trabajadoras o la reina. Un ojo compuesto es un órgano facetado que recibe la luz que llega en su propia dirección. Cada ojo compuesto posee entre ocho y diez mil facetas. Esta variedad de recepción de luz establece un modelo de mosaico para la percepción visual. El ojo en las abejas también ve los colores amarillo, azul, azul verdoso y el ultra violeta solamente, el espectro de colores para dirigirlos al néctar en las flores. El detalle en la estructura del ojo de la abeja es un ejemplo de la complejidad del "sistema de procesamiento para la radiación de energía". No debemos esperar un sistema menos sofisticado en el diseño del cuerpo humano.

La exposición anterior fue introducida para exponerlo a la idea de que la presencia y posesión de hoyos en la piel sensibles a la energía es un hecho conocido y ha existido desde las etapas iniciales del desarrollo de las especies animales. "La supervivencia de las especies", una comprensión al concepto de la evolución de Darwin, nos mueve a creer que algo ya desarrollado y con una facultad necesaria, probablemente no se haya perdido, pero si con mayor desarrollo para servir mejor al propósito para el cual fue diseñado en primer lugar. Así los "hoyos sensibles a la radiación" deben continuar existiendo en la misma área general donde ellos primeramente fueron necesarios, en la cara. Una pieza informativa sostiene esta explicación. El quinto nervio del cerebro que sirve a la cara tiene un muy bien desarrollado núcleo sensible al calor. Se lo llama "núcleo paratrigeminal ". No puede estar solamente comprometido en medir los GRANDES cambios de temperatura del medio ambiente. Parece ser demasiado desarrollado para tan simple diferenciación.

Aquí es donde usted necesita tener conmigo un acto de fe. Ahora soy de la opinión que la cara puede actuar como un "disco receptor" con muchos hoyos sensibles a la radiación que luego pueden alertar a los centros apropiados en el cerebro para tabular la información. Si la cara de la abeja fuese más grande de lo que es, probablemente no necesitaría agrupar sus "fases" sensibles a la radiación para crear un ojo compuesto.

Algunas observaciones muy simples me llevaron a creer que este concepto no es incorrecto. En mis discusiones con algunos oftalmólogos, me han convencido que también aquellos que son totalmente ciegos, tienen alguna forma de "visión". Solamente tiene que mirarlos cuando caminan por la calle. Constantemente mueven sus cabezas de lado a lado. Parecería que están escaneando el camino frente a ellos. Un ejemplo prominente para sustentar este tema es el informe, de hace varios años, de un joven muchacho alemán que era totalmente ciego pero igual podía andar en bicicleta por las populosas calles de su ciudad. Aparte de usar la facultad infrarroja de registro del diseño de su cuerpo, no puedo imaginarme de que otra manera el podría zigzaguear con la bicicleta entre el abundante tráfico de una calle de la ciudad.

Como resultado de esta comprensión del cuerpo humano, es mi sincera opinión que los seres humanos son capaces de tabular información desde su inmediato hábitat, el tipo de información que, por causa de las limitaciones inherentes a nuestros cuerpos no es posible registrar a través de los sistemas sensoriales anexados a los ojos y oídos. Este "nuevo sistema sensorial" parecería que más o menos es común a todas las especies animales que tienen el mismo diseño en sus ojos. Este tipo de sistema sensorial que registra "información del medio ambiente" es, en mi opinión, la facultad para un entendimiento perceptivo de los acontecimientos. El tipo de sistema de energía capaz de transportar este tipo de información debe tener un sistema especial de medición que es común a la información. Desde que los lenguajes tienen un organizado "sistema de medición" para la energía de transmisión, el reconocimiento perceptivo de información también debe tener un sistema de medición que puede categorizarse como un lenguaje, el lenguaje de la percepción. No es verbalizado pero si percibido. Este debe ser el mecanismo de transferencia de información sin verbalizar. El perro que se levanta para ir a la puerta, antes que usted se levante para ir a caminar esta en comunicación a través del lenguaje común de la percepción. El sistema de alarma en una manada de ciervos que están por ser atacados entra dentro del mismo proceso de percepción. Abreviando, el lenguaje de la percepción existe y es lenguaje, telepatía, percepción extra-sensorial, o cualquier otro nombre que le quieran poner, pero la facultad de procesar energía menor que la luz es una parte integrada a nuestro diseño anatómico. Debemos comenzar a comprenderlo y a expandirnos en sus vastas posibilidades de aplicación.

CAPÍTULO 12

NUEVAS IDEAS SOBRE EL SIDA

En esta sección, estoy compartiendo con usted el resultado de muchos años de mi propia investigación sobre las razones fisiológicas y sus relaciones con el Síndrome de Inmuno-Deficiencia Adquirida (SIDA) y con los disturbios metabólicos que pueden ser causados por un severo estrés físico y emocional. Sostengo la idea que el SIDA no es una enfermedad viral, sino un desorden metabólico precipitado por un exagerado estilo de vida. Igualmente, puede ser causado por una severa desnutrición en sociedades pobres y azotadas por la hambruna. *Yo sé que esta visión está en contra de las actuales creencias forzadas por las presentaciones mediáticas a un problema social, pero es responsabilidad de dedicados científicos tener en consideración y explorar todos los aspectos de este problema.* Estamos ahora comenzando a entender lo que puede ser el SIDA. ¡Sabemos que una cosa no es: una enfermedad producida por un virus! Al final de esta sección le informaremos sobre los avances en la investigación sobre el SIDA. También le mostraré que usted ha sido uno de los líderes en la controversia.

En este punto y con la perspectiva del disturbio en el sistema metabólico producido por la inducción del estrés, puede ser posible una mayor comprensión sobre el SIDA. No debemos cerrar nuestros ojos a la nueva información, solamente porque nos han vendido la idea de que es una condición causada por una clase de virus, convenientemente llamado Virus de la Inmuno-deficiencia Humana (HIV).

Durante algún tiempo, ha sido científicamente demostrado y reconocido que esos que sufren de SIDA demuestran una marcada variación fuera de la normal "composición de aminoácidos en el depósito", el inventario de aminoácidos disponibles en sus cuerpos. *Ellos están sin duda con carencias extremas de aminoácidos muy importantes, como los son metionina, cistina y cisteína. Ellos también tienen un múltiple aumento en los niveles de arginina y ácido glutámico.* Este drástico desbalance de aminoácidos parece durar algún tiempo, antes que el paciente se ponga grave. Se estima que en las personas que sufren trastornos con obvios síntomas clínicos reconocibles como el SIDA, domina esta estructura en la composición de los aminoácidos del cuerpo. En la sección del triptofano fue explicado que la composición del reservorio de aminoácidos del cuerpo puede cambiar y reducirse, si alguno de ellos son más utilizados que otros.

En una serie de otros experimentos, cuando el IL-6 y otras substancias similares (TNF, factor de necrosis tumoral) son agregadas al medio de cultivo celular que contiene las células con la habilidad de producir el virus, las partículas denominadas HIV son forzadas. Si, antes de adicionar el IL-6 o el TNF, se agrega cisteína al mismo medio de cultivo, las partículas de HIV no se producen. Por lo tanto, hay una directa correlación entre la producción del HIV y el SIDA y el contenido de aminoácidos de las crecientes células virósicas. Se estima que, frente a esto, los pacientes con SIDA sean víctimas de un desbalance en la composición de aminoácidos en sus cuerpos. Si ellos pudiesen corregir el metabolismo de sus proteínas estarían en condiciones de sobrevivir y sus cuerpos podrían producir suficiente resistencia para luchar contra otras agudas infecciones. Después de todo, incluyendo la creación de anticuerpos para defenderse de otras bacterias, el cuerpo necesita los ingredientes básicos de aminoácidos, en sus correctas proporciones.

Desafortunadamente, estamos mirando al virus y no vemos el desequilibrio fisiológico en los pacientes con SIDA. También, es desafortunado que nosotros no entendamos los roles metabólicos derivados del IL-6 a los mecanismos que liberan cortisona y producen IL-1. Esos agentes y otros en su conjunto son producidos para movilizar materias primas básicas de las reservas del cuerpo, para luchar contra el estrés y reparar los posibles daños causados por haber tenido que confrontarse a cualquier tipo de tensión. Sus funciones están centradas en el mecanismo de disolver las proteínas mantenidas en los músculos del cuerpo y convertirlas en los aminoácidos básicos para su utilización en el hígado. Así, la dirección correcta en un severo daño producido por tensiones sería la de movilizar los ingredientes esenciales, para su emergencia y reutilización, un proceso del cuerpo para auto-alimentarse.

Un boxeador lastimado o una persona traumatizada en un accidente o luego de una repetida cirugía dependerá de esos procesos fisiológicos para eliminar los inefectivos y dañados tejidos y reparar y remodelar el sitio dañado. Si la reconstrucción es extensa y el IL-6 y su compañero TNF están involucrados, la ruptura del ADN o RNA de las dañadas y moribundas células producirán fragmentos exactos para limpiar lo inservible, muy parecido al tener que desarmar la estructura de hierro de un gran edificio que no pueda ser "tirado abajo" y deba ser sacado del lugar, una pieza a la vez. Éste es un muy bien reconocido proceso en la investigación de heridas quirúrgicas.

Es muy desafortunado que los virólogos estén presentando "la acción de limpieza" de estos dos agentes en el cuerpo como pasos en la producción de HIV, en los medios de cultivación de las células. En este fragmento de información desconectada es donde se ubica el argumento de que el SIDA es una enfermedad causada por virus. ¿Por qué? Debido a que los experimentos han sido diseñados y marcan y muestran los fragmentos particulares producidos por IL-6 o TNF. Parece que algunas de esas partículas de ADN o RNA han sido denominadas HIV y eso se debe a que hay muchos tipos. Es todavía más desafortunado que la composición del aminoácido del HIV, en sí mismo se parezca demasiado al de la vasopresina. La vacuna que puede poner freno a la actividad del HIV, lo más probable es que también detenga la actividad de la *vasopresina*. Ésta parece ser la causa por la cual aún hoy, no haya sido posible producir una vacuna eficaz contra el HIV. La desgracia extrema es la "comercialización de la idea" que cualquiera que demuestre ser positivo en el examen de HIV pronto morirá de SIDA, *porque la ansiedad de tener una enfermedad incurable puede convertirse en mortal en sí misma.*

Sin entrar en el aspecto emocional de este tema y manteniéndome estrictamente en el entendimiento científico del cuerpo humano, tenemos que ser conscientes de un simple hecho. Los tejidos de la vagina, del ano y recto han sido diseñados para diferentes propósitos. Es verdad, que ambos tienen similares sistemas sensoriales anexados al único mecanismo central que registra tanto el dolor como el placer, pero estructuralmente no son iguales. La vagina posee gruesas multi-capas que recubren el tejido celular, que no permiten la fácil absorción seminal interna y está diseñada para resistir la fricción y las fuerzas que puedan dañarlas. También aquí, hay un mecanismo para la secreción de una mucosidad lubricante para resistir a esas fuerzas. Además, el semen tiene propiedades químicas que incrementarán el espesor y la resistencia de la membrana que recubre la vagina y la piel del pene, que fue lubricada con ella.

El fluido seminal segregado con el esperma tiene una muy compleja composición. *Contiene substancias químicas llamadas transglutaminasas* (TGE). En ciertas circunstancias, TGE anexa algunas proteínas a otras proteínas. También causa la muerte de algunas células de manera especial, secarlas pero no desintegrarlas y así producen un espesamiento de la pared vaginal para enfrentarse con una normal relación sexual hombre-mujer. Esta propiedad del semen, cuando se introduce en el intestino, alterará la capacidad de absorber agua en los tejidos que lo tapizan y de ahí la asociación de la diarrea con el SIDA. El semen también contiene proteínas con fuertes propiedades inmunosupresoras.

Esta es la propiedad del semen, la que facilitará el paso del esperma a través de todo el sistema hasta llegar al útero y sus conductos para fertilizar el óvulo femenino. Para el cuerpo, los millones de espermatozoides que ingresan en el útero son extraños "objetos" invasores y serían seguramente repelidos por la pared uterina y sus conductos, si no hubiesen sido protegidas por las propiedades represivas de la inmunidad de proteínas del semen que baña la esperma. A los efectos de que el esperma y eventualmente el feto (que tiene diferentes propiedades antigénicas para los tejidos de la madre) pueda sobrevivir los nueve meses del embarazo, el sistema de inmunidad de la madre debe ser suprimido durante el embarazo. Se estima que existe algo en el semen (posiblemente una proteína similar a la uteroglobina producida en el útero, que es llamada SV-IV) *código para el sistema inmunosupresor de la madre*. Es esta propiedad supresora de la inmunidad del semen la que asegura la supervivencia del esperma y consecuentemente del feto, durante todo el período del embarazo hasta el nacimiento con vida del descendiente. Es interesante saber, que en el tercer trimestre del embarazo, usualmente hay una retracción de la relación $T_4:T_8$.

El semen en la vagina femenina no se absorbe. Debido al diseño anatómico y la posición de la vagina, el semen drena. Por otro lado, el recto está alineado con unas muy delgadas y delicadas células. En el recto, el semen es retenido y sus extremadamente potentes propiedades fisiológicas tienen libertad de acción. Dentro de los elementos constitutivos del semen hay sustancias que están diseñadas para tomar el control del sistema central de inmunidad y forzarlo a desactivarse, de la misma manera como se interfieren los radares en los aviones de guerra para entrar en territorio enemigo y tirar sus bombas. Así, el semen tiene una habilidad independiente para desactivar el sistema de inmunidad en los tejidos que lo reciben y sus agentes tienen la capacidad de ingresar en el sistema de depósito. Debido a esta habilidad, la marca de reversión $T_4:T_8$ es encontrada en homosexuales con SIDA.

Con una repetida secreción de semen dentro del recto masculino o femenino, la supresión del sistema de inmunidad es inevitable, no por causa de un "virus" sino debido a las propiedades químicas del semen en sí mismo. Las mujeres que participan en sexo anal, para evitar quedarse embarazadas, deben estar enteradas de esta propiedad del semen de suprimir al sistema de inmunidad.

Sumado a lo anterior, la pared intestinal no es capaz de resistir a las fuerzas involucradas en la manipulación rectal con propósitos sexuales. La razón por la que esas manipulaciones sexuales se hacen posibles es por un simple factor: el trecho intestinal no posee el sistema sensorial a fuertes dolores si están dañados por dentro, a no ser que el daño afecte al peritoneo, el cual tiene una fina capa que recubre al intestino. Éste tiene gran cantidad de nervios que registrarán el dolor. Es el tipo "no adhesivo" que permite, a varios segmentos del intestino, a deslizarse uno sobre otro en sus movimientos y durante la adaptación para la evacuación de los alimentos. El recto no está completamente cubierto por el peritoneo, de la misma manera que el resto del recorrido intestinal.

Por lo tanto, la cubierta interior del recto puede dañarse al ser bombeado o al ser abusivamente dilatado y manipulado con el puño y antebrazo sin registrar daño en la manera que la piel hace sonar la alarma, cuando su resistencia se rompe. El recto es la parte final de la estructura anatómica cuya actividad se realiza en silencio. Sin embargo, esto no significa que el daño no sea reconocido fisiológicamente ni tampoco que los pasos fisiológicos para la reparación del daño local sean menos intensos.

Como parte del conjunto de mecanismos reparadores, los agentes químicos TNF, IL-1, IL-6 y otros en su totalidad, serán segregados para comenzar el proceso de administración de la crisis. Si el daño es tal, para que las bacterias residentes puedan también romper las barreras y comenzar una mayor actividad local, la producción de esos agentes para administrar la crisis, aumentarán. (Se ha demostrado, experimentalmente, que los pacientes con SIDA han registrado un marcado incremento en los niveles de IL-6 y TNF en su sangre). Este elevado IL-6, como fue explicado en la sección sobre diabetes, también destruirá a las células que producen insulina en el páncreas. Por lo tanto, ésta es una simple explicación para la diabetes observadas en estados avanzados de SIDA.

Esos agentes funcionan en forma muy parecida a un equipo de trabajadores especializados en rescates, que van al sitio luego de un terremoto. Un grupo puede limpiar los escombros, otros pueden traer equipos de supervivencia para aquellos atrapados en el área y no pueden ser localizados, otros pueden comenzar a restaurar la energía, agua y servicios telefónicos y así sucesivamente. En la vida diaria de una ciudad, todos esos procesos tienen lugar y son llevados a cabo por personas y máquinas. En el cuerpo humano, el mismo proceso tiene lugar. Los agentes que realizan esas funciones necesarias son hormonas y sus sistemas subordinados de enzimas. El principio es el mismo. Cada célula tiene su personalidad y necesita sobrevivir en su lugar, si puede ser reparada. Solo las células muertas o aquellas dañadas irreparablemente deberán ser apartadas y sacadas del lugar.

En la manipulación rectal con mayor desgaste y desgarros, esos mismos agentes se harán operativos para la reparación. Llevará tiempo para reproducir la "matriz" original y restaurar completamente los tejidos locales. Si hay una recurrencia de la herida encima de la piel que ya está débil, la presencia de esos agentes reparadores locales serán llamados a concurrir. Ellos llegarán a tiempo cuando esas hormonas y sus operadores subordinados estén designados *permanentemente* y su presencia en la circulación sanguínea pueda ser cuantificable. Desde el momento que la relación y significado de su aumentada presencia para la reparación de este daño local "insensible" no sea notado a nivel rectal, y más aún, no sean registradas las razones de su actividad, parte de sus mecanismos funcionales serán resaltados y denominados como los factores causantes del trastorno fisiológico que es, convenientemente llamado "SIDA" para el consumo popular.

En investigaciones de laboratorio, se ha demostrado que la cisteína prevendrá la producción del HIV en células cultivadas. En otras investigaciones de laboratorio, se ha demostrado que los pacientes con SIDA tienen bajo el nivel de cistina y su precursor cisteína. En dos simples experimentos fáciles de entender, la base metabólica para el desarrollo de la enfermedad ha sido claramente demostrada. Si a las células, que son suficientemente anormales para producir HIV, se les suministra *cisteína*, sus anormalidades son corregidas y ellas no producirán HIV. Todo lo que tenemos que saber ahora es: cómo esos pacientes con SIDA tienen deficiencias de cisteína. Debemos comenzar la investigación de este fenómeno y no distraer los estudios sobre el SIDA hacia caminos sin salida, realizando un acto de fe y asumiendo que es producido por un virus.

En mi opinión, parece que la "prueba de SIDA" resalta la presencia fragmentada del ADN o RNA en una célula dañada, indica el proceso de la ruptura del núcleo celular. Ésto puede ser producido por muchos otros factores, uno de ellos por la deficiencia de *cisteína* y *zinc*, particularmente en habitantes de países subdesarrollados y pobres. Es también posible que sea causado como resultado de un persistente y avanzado daño local en el recto, produciendo un continuo drenaje de las reservas de proteínas en el cuerpo. Este examen en sí mismo, no es un exacto indicador de la presencia de los causantes del origen de la enfermedad. *El HIV en sí mismo, es producido por un mayor desequilibrio en la formación del almacenamiento de aminoácidos en el cuerpo. Es un devastador desequilibrio en el depósito de aminoácidos lo que mata a los pacientes y no la partícula de HIV.*

Cuanto antes sea hecha esta declaración, un sin fin de preguntas surgirán en la mente de aquellas personas que han creído que el foco de la propagación del HIV era a través de la sangre. *Es verdad que la sangre puede contener partículas de HIV, sin embargo, esta sangre también contiene muchas otras hormonas y transmisores, algunos de ellos todavía no conocidos. Uno no debe asumir que el SIDA es causado por el HIV, a no ser que, sean conocidos los efectos fisiológicos de variados y diferentes componentes en el suero o la sangre.*

Como un ejemplo hipotético, el Sr. Peter Medawar, FRS, laureado con el premio Nobel y Presidente de la Sociedad Real en Inglaterra, ha expresado su opinión de que hay ciertos genes en el cuerpo que, una vez activados y puestos en acción, programarán la muerte del individuo. En otras palabras, inclusive la muerte es un fenómeno ordenado y controlado. La pregunta surge: ¿Es la gente la que pierde la fina definición de su sexo y están desinteresados en el programa natural de la procreación, haciéndose más susceptibles a la activación de los genes que causan sus fallecimientos tempranos?

En una serie de experimentos muy significativos, los científicos Brodish y Lymangrove han demostrado que los "intestinos estresados" producen una hormona local que posee una actividad muy poderosa y duradera. Actúa como un muy potente liberador de la cortisona. Esta hormona puede ser inoculada de un animal a otro. Permanece en el nuevo animal por algún tiempo y tiene exactamente la misma actividad de liberar cortisona.

Los mecanismos de liberación de la cortisona, en ciertos niveles, resultarán en la producción de algunos destructores de núcleos y la fragmentación del ADN y la formación de las partículas del HIV.

Debemos entender, que todos los procesos de producción en las células del cuerpo tienen lugar en un medio líquido, parte de los cuales fluyen y se alejan, a no ser que un sistema los retenga y puedan actuar. Un aspecto muy importante que necesita alguna clarificación es el hecho de que muchas unidades de cisteína están involucradas en la formación de un tipo de mecanismo de contención, que tiene algunos puntos específicos, *anzuelos de zinc*, adheridos a las cisteínas que mantienen el ensamble del ADN en su posición y previenen la dispersión de sus segmentos, muy parecido a las cadenas de lavado con sus ganchos para secar la ropa al aire libre. *La estructura de la hormona del sexo, formación y función en el hombre y la mujer, depende muy poderosamente en la presencia de estas terminales de zinc y cisteína."* Por lo tanto, la deficiencia de la cisteína en el cuerpo de aquellos con SIDA puede tener mucho más trascendencia de lo que aparenta al principio. Es posible, que la pérdida de la dominación sexual en ambos sexos sea, inicialmente causada por los cambios en la composición de sus "reservas" de aminoácidos, con *"comparables"* a la cisteína y posiblemente zinc, (¿carencias en la cúspide de la cadena?) Yo, personalmente, pienso que ésta es una gran posibilidad.

Cuando usted "piense" con su cabeza y no con su corazón, deberá preguntarse: ¿Si el principal problema del SIDA es una combinación incorrecta en la composición de los aminoácidos en el cuerpo, hasta el punto de afectar los atributos naturales de dominación del género sexual, es el SIDA prevenible? El primer paso lógico es una corrección prudente del desbalance fisiológico, acompañado por una educación necesaria sobre los efectos destructivos de brindarse a los experimentos sexuales. Uno debe darse cuenta, cuando la mezcla correcta de aminoácidos para procrear una descendencia normal no está disponible en el cuerpo y su impacto directo es en las hormonas sexuales y sus receptores. Uno debe aceptar que ellas están "degradadas" para no olvidar el natural diseño de las especies (hombre) quedando dramáticamente cambiado. Debe recordarse, que el diseño natural de la sexualidad y su resultado es el de procrear y criar a su prole. La asociación adictiva "elevada" es la fuerza que está detrás del diseño.

Ahora viene el dilema social. Si la indulgencia actual establecida en la gratificación homosexual se hace una norma generalmente aceptada por la sociedad y familiares, ellos estarán condenando a las personas involucradas a una muy rápida erradicación del inventario de la naturaleza sobre sus creaciones. El diseño natural del cuerpo humano tiene en su matriz ciertos "caminos sin salida". La frecuente gratificación de las urgencias rectales antinaturales, es una de ellas.

Al juntar tantas enfermedades bajo el acrónimo de SIDA y haciendo pensar al público que el SIDA es una enfermedad individual producida por un lento virus, mis colegas en esa especialidad le están prestando un mal servicio a la humanidad. Se están desviando gravemente de la verdad y en el proceso se aseguran más financiamiento para sus investigaciones, venden más equipos para hacer pruebas y promueven la venta de químicos venenosos, que aceleran el deterioro en la salud de aquellos que son tratados.

Otra pregunta que puede ser hecha, se relaciona con el uso de inyecciones intravenosas con morfina y heroína y su efecto en la producción del SIDA. La respuesta puede hallarse, posiblemente, en las propiedades químicas de esas substancias en la fisiología del cuerpo. Substancias semejantes a la morfina registran sus efectos a través del sistema nervioso, el cual envía señales a todos lados, utilizando la serotonina y sus agentes neurotransmisores. El sistema nervioso y las substancias similares a la morfina son capaces de alterar el diseño metabólico del cuerpo. Las endorfinas, la morfina natural del cuerpo, no solamente suprimen la sensación de dolor sino que también producen euforia y también alteran la sensación de apetito. La gente que utiliza morfina y heroína, pierden el apetito y aparentan no alimentarse adecuadamente. Comienzan a comerse su propio cuerpo.

Además, aquellos que usan esas drogas con regularidad, son personas extremadamente tensionadas, tanto por la razón inicial que los llevó a tomar drogas como por la dificultad de obtener regularmente los suministros. En cualquier caso, la fisiología del estrés actúa y debido a la alteración metabólica y a las necesidades diarias del cuerpo, estas medicinas no estarán disponibles en forma suficiente. Cuando se utiliza morfina o heroína, la sensación de hambre y sed también se suprimen y el cuerpo comienza a consumirse a sí mismo. En países donde la gente acostumbra a fumar opio, una gran cantidad de ellos, eventualmente, muere por infecciones pulmonares, *exactamente de lo que ahora se culpa al virus y agujas contaminadas*.

Es importante también saber que hay un período de muchos años entre el reconocimiento del "HIV" en el cuerpo y la producción de síntomas clínicos por la supresión de la inmunidad. *Puedo asegurarle a usted, que el desbalance de los aminoácidos durante ese período de tiempo se transforma en un más grande y poderoso asesino que el "virus del SIDA"*. Al principio, el cuerpo comienza a producir anticuerpos contra el virus. Es solamente, luego de un tiempo, que la producción de anticuerpos se hace insuficiente e inefectiva. *Debemos recordar que un depósito en el cuerpo, de aminoácidos bien balanceado y proporcionado, es absolutamente esencial para la producción de anticuerpos por las células plasmáticas y las células hepáticas*.

Un aspecto terrible del SIDA es la crueldad con la que afecta a los bebés nacidos de madres que son HIV positivo. Debo ser claro, si la madre tiene deficiencias de ciertos aminoácidos en su cuerpo, ella no estará en condiciones de proveer a su bebé con el correcto nivel de aminoácidos para su desarrollo normal. Si la madre presenta deficiencias mínimas de metionina, cistina, cisteína, triptofano y otros, el bebé estará destinado padecer la misma situación que, posiblemente lo predispondrá a fragmentar el ADN en el proceso del desarrollo celular, particularmente en la fase de su desarrollo con alimentación proveniente del pecho de la madre.

LOS NUEVOS ACONTECIMIENTOS EN LA INVESTIGACIÓN SOBRE EL SIDA

Mientras este libro estaba siendo escrito, un grupo de científicos de Europa y América investigando el SIDA, se reunieron en Holanda en Mayo de 1992 para iniciar un movimiento contra el establecido y protegido criterio que piensa en el SIDA como una enfermedad viral. Como fue informado en el *London Sunday Times* el 26 de Abril de 1992, dos de los más prominentes miembros de ese grupo eran el Profesor Luc Montagnier de Francia y el Profesor Duesberg de los Estados Unidos de América.

El Profesor Luc Montagnier del Instituto Pasteur es el descubridor original del virus que luego fue denominado como HIV. Este profesor francés aisló al mencionado virus que se suponía era el que inhibía el sistema de inmunidad. Él le envió muestras del virus a Robert Gallo en América, quién también estaba trabajando en un método para aislar y probar un virus del SIDA en el cuerpo humano. El Dr. Gallo luego, se presentó a patentar un equipo para hacer las pruebas. El Gobierno francés comenzó los procedimientos legales por los derechos, alegando que ellos habían descubierto el virus. Luego de mucho litigio, se convino en compartir un porcentaje de las ganancias por las ventas de esos equipos. El resto se destinaría a mayores investigaciones sobre el SIDA. Los franceses no se quedarían quietos y forzarían mayores investigaciones dentro de los alegatos sobre indecencias científicas. Luego de un mayor escrutinio, ahora se acepta que el Dr. Gallo inicialmente utilizó la muestra francesa para su patente.

El Profesor Montagnier aparenta haber cambiado su opinión original y ahora reclama que el virus no es de importancia en el SIDA. La entrevista periodística indica que ahora acepta la posibilidad de que el SIDA se deba a otras causas. Parece reconocer la posible existencia de SIDA aún sin la presencia del HIV. El profesor se debe haber encontrado con argumentos convincentes que niegan al HIV como el culpable y única causa de todo el grupo de enfermedades clasificadas bajo el SIDA. Un cambio drástico ha ocurrido en el pensamiento del Dr. Montagnier.

El Profesor Duesbert, quién ha investigado la actual composición del virus, al mismo tiempo que otros creían en sus propiedades para producir enfermedades, anunció la incapacidad del virus para producir SIDA. Hubo muchos debates, pero sus argumentos no quebraron el hielo con el grupo establecido ocupado en la investigación viral del SIDA en América y Europa. Él no pudo ofrecer una explicación científica alternativa sobre la causa de las enfermedades agrupadas bajo el SIDA, pero manifestó que la enfermedad no es causada por un virus. Los investigadores en este campo estaban mirando plausibles ideas científicas para encontrar una solución al problema. La declaración manifestando que el SIDA no es una enfermedad viral no fue suficiente. Razones científicas que apuntan en otra dirección deberían haber acompañado la negación de que el HIV sea la causa de la enfermedad.

Le escribí al Dr. Manfred Eigen, el más eminente investigador científico sobre el ADN del Instituto Max-Planck en Alemania, el 25 de septiembre de 1989 y en defensa de Duesberg le envié dos de mis artículos, presentando la mayoría de las observaciones que fueron publicadas en una edición especial sobre el SIDA en la Fundación. El Dr. Eigen ha publicado un número de discusiones entre los defensores del virus en el SIDA y Duesberg en *Natur Weissenschafen*. Parecería que el Dr. Eigen no estaba convencido por las observaciones del Profesor Duesberg y adoptó ponerse del lado de los opositores. Pocos meses después, el Dr. Eigen me envió una carta que demuestra que ahora, existe otra posible observación científica sobre la causa del SIDA.

Repentinamente, en 1992, una nueva oleada de actividades con visiones alternativas sobre el SIDA, crearon el momento para que ambos profesores Montagnier y Duesberg fuesen los líderes en ese campo.

En 1989, les había mandado a ambos investigadores una copia de nuestra Edición Especial sobre SIDA llamada *Ciencia en Medicina Simplificada* (CMS) de la Fundación para la Medicina Simplificada (referencias bibliográficas 74 y 75). De la misma manera que la Fundación en forma gratuita comparte sus observaciones con la mayoría de los principales investigadores, una copia de la carta a Manfred Eigen también fue enviada al Profesor Duesberg. Este volumen especial sobre SIDA también fue enviado a muchas bibliotecas médicas en universidades involucradas en la investigación del SIDA. Los artículos señalados presentan detalladas explicaciones científicas cuyas sinopsis se han especificado en los párrafos anteriores.

En mi artículo sobre el neurotransmisor histamina, primero presentado brevemente en la 3ª Conferencia Mundial Inter-Ciencias sobre Inflamaciones en 1989 y más tarde publicado en 1990, también expliqué las acciones supresoras de la inmunidad de muchos de los agentes químicos que se generan como resultado del estrés, en el cuerpo humano. En ese artículo, distribuido extensamente, yo discutía algunos aspectos del SIDA como un "disturbio del sistema" inducido por un severo estrés, opuesto a la actual creencia de que es causado por una sola partícula, un virus.

Esta edición de CMS también fue ampliamente distribuida. Copias de la Edición Especial sobre SIDA de 1989 y la edición de CMS también fueron enviadas al Profesor Philippe Lazar, el Director General del INSERM en Francia. El INSERM es el equivalente francés del NIH en América. Se le solicitó que la información contenida en esas ediciones de SMS, las ponga a disposición de otros interesados científicos del INSERM.

Mi investigación estaba progresando, al mismo tiempo que nuevas informaciones estaban disponibles y siendo publicadas, sobre la importancia crítica de la cisteína en la producción de algunos componentes del ADN. Se me hizo completamente claro y obvio que el SIDA era un desorden metabólico y los fragmentos de ADN/RNA, clasificados como diferentes virus del SIDA eran, en sí mismos, producto de una escasez de cisteína en el cuerpo.

Con muchísimos más detalles de los que se han presentado en esta sección, mi artículo más reciente, "SIDA: El camino sin salida de la Etiología Virósica" fue publicado en la edición de 1991 de CMS y distribuido a muchos otros científicos, involucrados en este campo de la investigación.

Es una obligación moral para cualquier científico dedicado el compartir sus informaciones nuevas con otros comprometidos en la investigación de un tópico común, aún antes que el tema sea presentado en publicaciones científicas. Es también una obligación moral de aquellos que reciban la información, el dar crédito a la persona que la haya generado y compartido.

Un titular en *Le Monde* del 9 de agosto de 1991 reflejaba una encendida pelea entre Bruno Durieux, Ministro de Salud de Francia y el Profesor Albert German, Presidente de la Academia Nacional de Farmacia de Francia. El Ministro demandaba el despido del Profesor. El profesor había dado una opinión, en una disertación, diciendo que el SIDA era causado como resultado de un estilo de vida particular. La opinión del profesor se convirtió en un encendido tema entre distintos grupos sociales. De ahí la cólera del Ministro y su exigencia por el despido. Ninguna ocasión se presenta mejor como para introducir una opinión explosiva, que echarle combustible a una riña en marcha. La carta que aparece en la próxima página fue enviada a M. Bruno Durieux, Ministro de Salud de Francia, con copia al Profesor German.

FUNDACION PARA LA MEDICINA SIMPLIFICADA
INSTITUCIÓN PARA LA INVESTIGACIÓN MÉDICA
P.O.BOX 3267 FALLS CHURCH VA 22043 U.S.A.

Exc. M. Bruno Durieux
Ministro de Salud
1 Place de Fontenoy
75350 Paris 07- S.P

6 de setiembre de 1991

Excelencia,

He sido informado sobre el punto más crítico de su exposición acerca de las observaciones del Profesor Albert German sobre el SIDA, aparecidas en Le Monde, 9 de agosto 1991. Pienso, que es mi responsabilidad exponerle los resultados finales de nuestra extensa investigación en la etiología del SIDA. Nuestra investigación aparenta producir explicaciones fisiológicas-metabólicas que sustentan las conclusiones del profesor German. Tengo el placer de adjuntarle una copia de nuestro artículo reciente, "SIDA: El Camino sin Salida de la Etiología Virósica". El artículo explica detalles que han sido ignorados por aquellos que desean supeditar la solución del problema a través de la investigación viral, un derroche total de los fondos públicos. Es bienvenido a reproducir el artículo y hacerlo revisar por cualquier número de sus científicos que no demuestren tener una sola visión hacia la investigación viral. Si necesita mayor información, por favor no tenga duda en contactarse conmigo.

Sinceramente,

F. Batmanghelidj, M.D.

Anexo: Artículo, SIDA: El Camino sin Salida de la Etiología Viral
Copia, Profesor Albert German.

Sinceramente, deseo que el poder compartir gratuitamente los resultados de mis investigaciones sobre el SIDA, hayan sido, de alguna manera instrumentales para que otros piensen sobre la relación de esta condición de la enfermedad a una fisiología anormal que finalmente se establece como resultado de "tensiones asociadas a un particular estilo de vida", o "grave desnutrición en sociedades menos afortunadas". Los niños de Rumania que aparecieron en varios programas de televisión, probablemente no se infectaron con SIDA con las transfusiones de sangre, lo más probable es que hayan desarrollado el SIDA como resultado de la mala nutrición.

Otro aspecto que debe ser discutido es el valor de los exámenes del SIDA como un indicador de la enfermedad en su proceso de desarrollo, aunque todos puedan llegar a creer en esto, en mi opinión, hay una representación errónea de una verdad diferente. Todas estas experimentaciones demuestran que el cuerpo se ha encontrado con una partícula antigénica y ha registrado su estructura. También, significa que el cuerpo ha mantenido la existencia de esta partícula-virus en su banco de datos para producir el mecanismo de defensa contra la "partícula extraña". No necesariamente una partícula que haya llegado de afuera, sino una partícula que el cuerpo en sí mismo, no puede producir una forma de control de calidad en la "línea de montaje del ADN." Este experimento es un indicador concluyente del disturbio en el metabolismo de los aminoácidos en el cuerpo y no un indicador de un virus asesino libremente recorriendo el cuerpo. **El número de exámenes que salieron positivos, que tienen un HIV negativo, son demasiados como para ignorarlos.**

Ha sido demostrado, en experimentos de laboratorio, que si la cisteína es agregada al cultivo medio que está en las células que crecen para la producción del virus, esas células no producirán el "virus". En un medio con suficiente cisteína, no será posible cultivar el virus. Este experimento presenta la más clara conclusión de que el examen del SIDA es solamente un indicador de un desbalance progresivo de los aminoácidos en el cuerpo. Es importante recordar que si el nivel de un solo aminoácido en el cuerpo no es suficiente, luego también tendrá lugar un drástico desequilibrio en la composición porcentual de los demás aminoácidos.

Estas nuevas ideas sobre el SIDA están presentadas a los lectores de este libro para indicar el desarrollo metabólico a fin de enfrentar a este problema social y producir resultados más satisfactorios y rápidos. Una prudente corrección a los desequilibrios metabólicos iniciales puede aumentar las expresiones de la definición del género normal y disminuir las tendencias homosexuales, sin mencionar la prevención del SIDA, particularmente en aquellos que desarrollen tendencias homosexuales en sus años de edad avanzados, tales como padres o madres con hijos, quienes empiezan a sentir impulsos homosexuales. En mujeres que empiezan a disminuir la líbido y evidencian pérdidas de cabello con una distribución parecida al "modelo masculino", las mencionadas medidas precautorias tal vez detengan las mismas, en sus etapas iniciales.

Una manera fácil de detener las averías musculares se logra con una inteligente ingestión diaria de agua y alimentándose con una dieta balanceada y alta en proteínas. Mire la carta de la página 167 de

Edward Dippre. Como podrá ver, el beber agua y un poco de sal han revertido los daños musculares, situación producida por la "deshidratación". Sin saber la causa, el problema ha sido definido como distrofia muscular.

Aumentando el ejercicio diario forzará al cuerpo a entrar en el programa fisiológico del desarrollo muscular, en lugar de inducir a los componentes de los aminoácidos a que se alimenten del resto del cuerpo. Debe darse cuenta, que el cuerpo humano ha sido diseñado para defenderse de todo tipo de infecciones. Él ha sobrevivido a la actividad de varios virus rápidos, tales como la viruela, sarampión, polio y otros durante sus desarrollos. Generalmente, le lleva al cuerpo casi nueve días montar una efectiva defensa, incluso contra virus mucho más veloces. Si el cuerpo puede sobrevivir a los virus rápidos, seguramente tiene mayor capacidad para defenderse de aquellos que demoran más en crecer.

Todo lo que debemos entender es como hacer que el cuerpo esté más fuerte y detenga las acciones que puedan hacerlo vulnerable.

Recordemos, ¿Si el camello ha tenido un punto de quiebre al peso de la última paja, seguramente el cuerpo humano debe también tener un punto físico de quiebre por ser sobrecargado con una vida más satisfactoria? La pregunta es, ¿debemos continuar midiendo el largo de la paja o la estructura inherente y las limitaciones fisiológicas? ¿Prestamos atención a las limitaciones del cuerpo o simplemente echamos la culpa a un inefectivo lento virus por las enfermedades en las que caen algunos miembros de nuestra sociedad?

Edward Dippre
217 North Street
West Pittston, Pa. 18643

15 de marzo de 1995

Global Health Solutions
c/o Dr. Batmanghelidj
P.O.Box 3189
Falls Church, Va 22043

Estimado Dr. Batmanhelidj

Alrededor del 1 de noviembre, mis piernas no daban más. Se pusieron negras
y azules desde las rodillas hasta mis muslos con intenso dolor. Fui al médico
y me dijo que las enzimas en mis músculos estaban en 660 y lo normal era 90.
Luego fui a otro médico y me dijo que tenía distrofia muscular.

Comencé a conversar con el Dr. Batmanghelidj, quien me dijo que comenzara
a beber dos litros de agua diariamente. He estado y me siento mucho mejor y
todos los síntomas han desaparecido en dos meses. También utilizo sal libremente, con todas mis comidas.

Fui nuevamente al médico y me hizo análisis adicionales de sangre. Los
niveles de enzimas en mis músculos estaban nuevamente en niveles normales
y el médico no podía entender como eso había sido posible.

A la fecha, estoy libre de todo tipo de molestias y síntomas. Además tengo más
energías y mejor salud de lo que yo pueda recordar en un largo tiempo.

Sinceramente

Edward Dippre

CAPÍTULO 13

EL TRATAMIENTO MÁS SIMPLE EN MEDICINA

"Usted no puede, por razonamiento, corregir a un hombre con malas opiniones basadas en razonamientos nunca adquiridos."
—BACON

Su cuerpo necesita un *mínimo absoluto* de seis a ocho vasos de un cuarto litro de agua por día.

Alcohol, café, té y bebidas conteniendo cafeína no deben contarse como agua.

La mejor hora para beber agua (clínicamente observado en la enfermedad de úlcera péptica) es: un vaso media hora antes de comer, desayuno, almuerzo y cena y una cantidad similar dos horas y media luego de cada comida. Esta es la mínima cantidad de agua que su cuerpo necesita. Por el bien de no limitar a su cuerpo, dos vasos más de agua deben tomarse durante las comidas pesadas o antes de irse a dormir.

La sed debe ser satisfecha todo el tiempo. Incrementando la cantidad de agua bebida, el mecanismo de la sed se hace más eficiente. Su cuerpo posiblemente le pida que beba más que el mínimo mencionado anteriormente.

Ajustar la bebida de agua a las comidas previene que la sangre se concentre como resultado de la ingestión de alimentos. Cuando la sangre se ha concentrado, absorbe agua de las células que la rodea.

El agua es la medicina más económica para un cuerpo deshidratado. Tan simple como que la deshidratación producirá más adelante las mayores enfermedades que ahora confrontamos.

Una buena regulación y una alerta atención constante a la cantidad diaria de agua ingerida, prevendrá la emergencia de la mayoría de graves enfermedades a las que le tememos en nuestra sociedad.

La carta de William Gray se introduce aquí como ejemplo de cómo simplemente el agua es la mejor medicina para el tratamiento de tantas complicaciones, con distintos nombres, de la deshidratación crónica. Su carta ha sido mecanografiada en este segmento del libro porque el original no entraba en el tamaño de esta página. Como usted podrá ver, el Sr. Gray es una persona sumamente inteligente. Sus observaciones aportan una gran visión dentro de las posibles complicaciones producidas por la deshidratación crónica en el cuerpo humano. Por esta razón elegí esta sección del libro para presentarle a usted sus observaciones. Mi esperanza es tratar de impresionar su mente con un hecho simple. Hay más magia natural en un vaso lleno de agua que cualquier remedio con que le hayan lavado el cerebro a utilizar para el tratamiento de las condiciones que he explicado en este libro. ¡Y yo no vendo agua!

De: William E. Gray (Hill)
411 Ayrhill Av.
Vienna, VA 22180
703-938-6330

2 de noviembre de 1994

Para: Dr. Batmanghelidj
2146 Kings Garden Way
Falls Church, VA 22043

Ha pasado un año desde que leí su libro, que me fue dado como regalo por Marcel Thévoz. Desde ese entonces mi salud ha mejorado significativamente. Ahora tengo 52 años y estoy con una salud excelente. Este no era el caso antes de leer su libro y la amabilidad de Marcel me inspiró a que el agua fuera una parte integral de mi vida.

Para la mayoría de la gente yo era una persona exitosa y saludable, peso normal, fuerza inusual y resistencia, deportivamente por encima del promedio normal, con una dieta excelente (muchos vegetales frescos y granos y muy poca carne, productos animales o alimentos procesados). Aún asi, mi lista de quejas de los últimos cincuenta años incluyeron: úlcera duodenal (a los 19 años), indigestión, irritación del cólon y dificultades de eliminación (de 19 a 51 años), alergia a comidas (12 a 17 años), sinusitis infecciosa crónica (5 a 51 años), dolores de espalda crónicos y agudos (13 a 51 años), enfermedades emocionales y confusión mental (6 a 51 años).

Esos problemas eran aún más desorientadores y confusos debido a que soy inteligente, educado y motivado a encontrar soluciones. Estuve buscando respuestas para esos temas durante 35 años. Busque respuestas en dietas, suplementos dietéticos, ejercicios, yoga, meditación, religión tradicional, prácticas espirituales, acupuntura, medicina tradicional, quiropraxia, masajes, reiki, equilibrio de polaridades, programas de 12 pasos, libros y cursos de auto-ayuda, tales como el Este y el Proceso Cuadrangular de Hoffman.

También por supuesto leí varias veces sobre la importancia de beber mucha agua. He invertido en un filtro de agua de osmosis revertida seis años atrás con la esperanza de mejorar el sabor del agua y que me motivase a beber más. A pesar de esto nunca le di a la terapia con agua una buena oportunidad. Hasta que leí su libro, otras bebidas siempre me parecían mejores, particularmente té y café.

Cuando leí su libro tenía una herida crónica en el nervio de mi espalda a la altura de los hombros que me impidió jugar al golf regularmente o racket ball durante dos años. La fuerza de mi brazo era 1/3 de lo que había sido solamente dos años antes. Estaba en un punto muy bajo en mi vida, física y mentalmente.

Nunca me emborraché en mi vida o fumé más de cinco cigarrillos por día. En esos momentos no fumaba ni tomaba alcohol. Igualmente estaba obsesionado pensando en la cafeína, fumar y beber. A pesar de haber sido un visitante frecuente al quiropracta, osteópata y terapias de masajes, no he tenido la necesidad de visitar a un médico durante 15 años. En mi desesperación he ido a un médico que me recetó medicaciones para combatir el estrés, para aliviar el dolor y relajantes musculares. Tomé las dosis indicadas y caí en un estado semi-comatoso por 16 horas y descontinué las medicaciones. Pocas semanas después Marcel vino a mi casa a cenar y me dio su libro.

Luego de una semana de agregar de 1 a 2 litros de agua a mi dieta advertí que:

El dolor de mi nervio herido desapareció y estuve en condiciones de comenzar con ejercicios.

Tuve mucha menos indigestión y gases.

Mis urgencias y comportamiento compulsivo se redujeron substancialmente o desaparecieron. No tuve que luchar con las urgencias por fumar, beber y llenarme de cosas o exceso de cafeína.

Mis niveles de energía mejoraron.

Mi pensamiento y trabajo mejoraron.

Por favor, siéntase libre de utilizarme como referencia. Estaré feliz de hablar con cualquiera sobre agua en cualquier momento.

William E. Gray

El agua común de la canilla, a no ser que haya pruebas de que esté contaminada con químicos y metales pesados como el plomo, es una buena fuente de abastecimiento. El agua común tiene la protección del cloro como un agente que elimina las bacterias. El "agua embotellada" de los supermercados se dice que es esterilizada por el agregado de ozono en el momento de embotellarla. El ozono, o "super-oxígeno", aparenta tener una propiedad eliminadora de bacterias. Si es utilizada a tiempo, el agua embotellada puede servir como fuente alternativa de abastecimiento. Si no está seguro de que la fuente de su agua no esté contaminada o conteniendo impurezas, que no sea segura de beber, ahorre esa ansiedad instalando una pequeña unidad de filtrado en la canilla de su cocina. Hay varios filtros, de carbón o cerámica, que lo pueden ayudar con la complicación de comprar agua en las tiendas y tener que acarrear sus contenedores un día si y otro día no.

Eventualmente, el "momento de utilizar" el filtrado de agua se convertirá en algo común en sociedades avanzadas que tienen la tendencia a contaminar sus aguas potables. Con la presente declinación en los presupuestos municipales, el suministro de buena agua potable por los sistemas de cañerías, en un momento llegará a ser demasiado costoso e inaccesible. No va a ser práctico distribuir agua de muy buena calidad que también se utilizará para lavar y en jardinería.

Sin embargo, cuando uno desarrolla el sabor del agua que no sea de la canilla, si uno se queda sin el suministro en su hogar, el cuerpo se verá forzado a seguir sin agua, solamente por su gusto diferente, una preferencia autoimpuesta. Usualmente, el "mal sabor" es atribuido al cloro disuelto en el agua. La mayoría de los vendedores, que desean vender purificadores de agua, dicen que el agua de la canilla contiene cloro. También hacen mención al calcio disuelto en el agua, generalmente llamada "agua dura".

Si llenamos una jarra sin tapa con agua y la dejamos descansar en el refrigerador o en la mesa de la cocina, el cloro que está disuelto en el agua se evaporará y el olor también. El agua será "dulce" y muy fácil de paladear. Así, es como todos los restaurantes sirven agua presentada en jarras con mucho hielo que fueron llenadas algún tiempo antes de ser consumida. Con relación al calcio en el agua, a no ser que el agua esté real y *pesadamente* cargada con calcio, su utilización es perfectamente segura. No solamente es segura, es la forma más económica para obtener el calcio que el cuerpo necesita. El calcio está disuelto en el agua y uno no tendrá que ir a la farmacia a comprar píldoras de calcio para tomarlas, como medida preventiva contra la osteoporosis que vemos en los mayores de edad.

¿Cómo y cuándo usted cree que comienza la osteoporosis? Actualmente, muchos años antes que sea reconocida. Cuando los depósitos de energía hidroeléctrica se agotan con asiduidad, se utiliza la energía acumulada en el calcio y en las células de calcio y eventualmente en los huesos. Cuando una molécula de calcio se separa de otra molécula de calcio, una unidad de ATP es también liberada. El ATP es una unidad de energía intercambiable. El calcio suelto esta ahora disponible para ser eliminado. Cuando el agua y el calcio son tomados en sus formas naturales, disminuye la imperiosa necesidad de liberar la energía almacenada en el suplemento de calcio. Esto es porque los huesos son una gran fuente de reservas de energía. El cuerpo es capaz de recurrir a esta reserva de energía.

En cualquier caso, también gran cantidad de calcio disuelto en el agua muy probablemente no tendrá efectos adversos. Se estima que el cuerpo posee un muy delicado mecanismo que permite regular la necesidad de absorber elementos del aparato gastrointestinal. Muy probablemente, no todo el calcio disuelto, incluyendo las aguas muy duras, entra en el sistema. Un estudio reciente (en otro país y en una región con solamente agua dura disponible para el consumo) ha mostrado que el agua consumida con calcio, no produjo ningún efecto adverso en la gente que la bebía.

Con esta forma de prevenir la enfermedad, uno no necesitará someterse a una manipulación en su dieta, o mientras la ingesta de agua preceda a las comidas. Sin embargo, un consejo es limitar las comidas grasosas y fritas. La grasa se convierte en ácido graso y circula en la sangre. Los ácidos grasos reemplazarán al triptofano que está anexado a la albúmina para ser guardada y protegida, mientras esté circulando alrededor en la sangre. El hígado atacará y destruirá al triptofano liberado, si está en la circulación y excede el 20 por ciento de su contenido total. A su debido tiempo, el exceso de comidas grasosas liberará las reservas de triptofano del cuerpo. Esta es una de las más importantes razones del motivo por el cual las comidas grasosas no son buenas para la salud.

Al mismo tiempo, no todos los ácidos grasos son malos para el cuerpo. De hecho, existen por lo menos dos ácidos grasos esenciales que el cuerpo necesita todo el tiempo y que no puede producir. Ellos son: Ácido Alfa-Linoleico, LNA, conocido como aceite Omega 3 y Ácido Linoleico, LA, conocido como aceite Omega 6. Estos ácidos grasos son necesarios para la producción de las membranas celulares de las hormonas y nervios en el cuerpo. Aunque otras grasas que entren en el cuerpo son utilizadas en su contenido energético, O-3 y O-6 son preservados y solamente utilizados para la producción de hormonas y en la estructura de todas las membranas internas que cubren las células. *Para el tratamiento de las enfermedades que son producidas por el daño a las cubiertas de los nervios (página 129), la regular ingestión de esos ácidos grasos esenciales, es un deber.*

La fuente más rica de O-3 es la semilla de lino, de la cual se produce el aceite de lino y se vende en los mercados. El aceite de lino también contiene algo de O-6 en su composición. Las fuentes más ricas en O-6 son los aceites de cártamo y girasol. El de lino ya está disponible en los mercados. Los seleccionados por el Dr. Udo Erasmus pronto estarán disponibles. El Dr. Erasmus, el autor del libro, *Grasas Que Curan, Grasas Que Matan*, basado en muchos años de investigación, ha desarrollado una mezcla especial de aceites esenciales que el cuerpo necesita para sus distintos programas productivos. Las elecciones de Udo contienen: aceite de lino, aceite de girasol, aceite de sésamo, aceite de semilla de arroz, aceite de semilla de trigo, aceite de semillas de avena, yema de huevo, lecitina, vitamina E y algunos triglicéridos especiales. Seis a ocho gramos (una cucharada) de esta mezcla diaria deberá proveer todos los aceites grasos que el cuerpo necesita. Para mayor información sobre aceites, lea ese libro.

Pérdida del cabello, esterilidad, debilidad, problemas de visión, retardo en el crecimiento, eczema, daños en el hígado, daños en el riñón y otras condiciones degenerativas, pueden estar asociadas con deficiencias de los ácidos grasos esenciales en el cuerpo.

Sueño Confortable: ¿Esta teniendo dificultades para dormir a la noche? Pruebe bebiendo un vaso de agua y luego poniendo una pizca de sal sobre su lengua. De mi experiencia personal y observando a otros, pude comprobar que uno comienza a quedarse dormido, a los pocos minutos. Estimo que esta combinación alterará el volumen de descarga eléctrica en el cerebro e inducirá al sueño. Recuerde de no tocar el paladar con la sal, puede producir irritación. Una taza de yogurt de noche, antes de irse a dormir también ayudará. Esto funciona, como si hubiese tomado una píldora para dormir.

Prevención de Desmayos: Si es susceptible a sentirse desmayar, luego de haberse duchado, empiece a reconocer que las reservas de agua de su cuerpo no son suficientes para alcanzar a su cerebro cuando las venas de la piel se dilatan, debido al calor de la ducha caliente. Siempre tome agua antes de ponerse debajo de la ducha. Beba más agua e incremente sus dosis de sal si se siente desmayar, cuando se pone de pié.

Prevención de ataques al corazón: Un amigo ahora está en el hospital, habiendo tenido un ataque de corazón seguido por un paro cardíaco. Colapsó en su oficina y tuvo que ser resucitado para comenzar a respirar nuevamente. Ahora, sufre complicaciones neurológicas debido a que el oxígeno no llegó al cerebro cuando su corazón dejo de latir. Es claro para su familia que durante varios días antes del ataque, él había tenido dolores de pecho que se proyectaban en su brazo izquierdo. No le prestó atención pensando que iban a desaparecer solos. Su error lo puso a él y a su familia en una gran crisis emocional y en problemas para su posterior cuidado.

Si él hubiese aprendido que el dolor anginal que se proyecta en el brazo es una complicación de la deshidratación crónica y si él hubiese incrementado las cantidades de agua diaria, muy probablemente no hubiese sufrido tan catastróficos e irreversibles daños. Por favor, por el bien de aquellos que lo quieren y lo cuidan, recuerde aumentar su cuota diaria de agua, si está experimentando dolores en el pecho. ¡También debe comenzar a ejercitarse, caminar, caminar y caminar!

Color de la orina: El normal color de la orina no debe ser oscuro. Idealmente debe ser sin color o amarillo muy pálido. Si se empieza a poner amarillo oscuro, o también de color naranja, usted se está deshidratando. Significa que los riñones están trabajando muy fuertemente para liberarse de las toxinas en el cuerpo, en una orina muy concentrada. Ésta es la causa del color oscuro de la orina. La orina oscura es un claro indicador de la deshidratación.

INFORMACIÓN SOBRE DIETAS IDEALES

Lo que hemos discutido anteriormente estaba dirigido a la *prevención de enfermedades*. Una opinión basada en la ciencia y en la investigación, además sustentada con observaciones clínicas y una lista de enfermedades que aparentan ser causadas por la deshidratación crónica que he compartido con usted. El objetivo es ayudarlo para prevenir futuras enfermedades. Sin embargo, usted actualmente debe estar sufriendo de los efectos adversos de la deshidratación y le deseo que pueda revertir la catarata de eventos que han tenido lugar. Esperemos que no haya alcanzado una situación irreversible y que alguna posibilidad de mejoría pueda ser una esperanza real. Por supuesto, nada se puede prometer. Todo lo que podemos hacer es esperar que pueda manifestarse un cambio en el curso de la enfermedad.

No olvide que en cada etapa de la vida, nuestro cuerpo es el producto de series que involucran tiempo, de interacciones químicas. Provisto con el correcto conocimiento, será posible revertir algunas reacciones, pero no todas. *Primero y principal, no imagine que pueda revertir la situación si usted ahora se "ahoga" en agua.* ¡No es para tanto! Las células del cuerpo son como esponjas, lleva un tiempo antes que estén mejor hidratadas, algunas de ellas tienen sus membranas menos permisivas para la difusión del agua. El primer lugar que mostrará signos de estar "con demasiada agua" serán los pulmones, si los riñones no filtran el exceso de agua. Si sus riñones no están dañados, como resultado de la inactividad y expansión de la deshidratación, por la pérdida de la sensación de sed que forzará al cuerpo, entonces puede sentirse seguro y beber las cantidades especificadas.

Si sus riñones han sufrido, por haber tenido que concentrar y pasar los "tóxicos" químicos que se mantienen en exceso dentro del cuerpo en una duradera y creciente deshidratación, deberá ser muy cauteloso. Ahora usted debe estar bajo medicación y supervisión profesional. No debe suspender sus medicaciones y comenzar a beber agua, en lugar de esos "manipuladores químicos de la química humana." Deberá, durante unos pocos días, observar exactamente la cantidad de agua que normalmente bebe y la cantidad de orina que evacua. Ahora, comience a aumentar uno o dos vasos de agua, a la que usualmente bebe. También mida la cantidad de orina que produce. Si la cantidad de orina que elimina comienza a aumentar, podrá aumentar el volumen de agua que bebe. Si está tomando diuréticos, recuerde que el agua es el mejor diurético, si los riñones funcionan normalmente. *En mi opinión, es ignorancia basada en la "ciencia" el recetar diuréticos en lugar de aumentar la cantidad de agua a beber, si los riñones del paciente son capaces de producir orina.*

La moda en la práctica médica ha producido el espontáneo e indiscriminado uso de diuréticos, bloqueadores de calcio, bloqueadores de beta y remedios contra el colesterol en tipo de pacientes ejemplificados por el Sr. Fox. ¿Por qué? Simplemente, porque la "ciencia médica" se ha expandido en un paradigma totalmente erróneo. La verdadera base del "conocimiento", sobre el cual la actual práctica médica basa su credibilidad y licencia para practicarla, está errada e ignorante al no ver a la perturbación del metabolismo del agua, como la posible causa de aparición de enfermedades en el cuerpo humano.

Así fue como me enseñaron medicina antes de descubrir *mi propia ignorancia.* Luego de leer mi libro, el Dr. Julian Whitaker en su noticiero de octubre de 1994, *Health and Healing,* que se envía a 550.000 personas, lo hizo público. El dijo, "En la Universidad de Medicina aprendí que el agua no era importante para el cuerpo, que el agua era inactiva, simplemente hay que tenerla cerca para los paseos," y así sucesivamente. Me dijeron que él asesora a los que van a su clínica sobre deshidratación crónica. Su actual médico tiene las mismas bases erradas de educación sobre el cuerpo humano y sus llamados por agua. Ahora que usted lo sabe mejor, dígale en que se ha equivocado en su caso. Pídale que supervise su estado, cuando empiece a ajustar su cuota diaria de agua y su dieta. Si él o ella no están al tanto sobre lo que usted habla, comparta la información que ha recibido sobre los problemas asociados con una larga deshidratación crónica del cuerpo. *No se rinda si su pedido es desestimado sobre la base de que usted no sabe de lo que está hablando y él o ella sí.*

DIETA IDEAL PARA TODAS LAS ENFERMEDADES PRODUCIDAS POR LA DESHIDRATACIÓN

La deshidratación crónica produce muchos síntomas, señales y eventualmente enfermedades degenerativas. Los síntomas fisiológicos del tipo de deshidratación, que producen cualquiera de los problemas mencionados anteriormente en el libro, son casi los mismos. Cuerpos diferentes manifiestan sus tempranos síntomas de sequedad en forma diferente, pero en una persistente deshidratación, que ha sido camuflada por medicamentos recetados, uno por uno los otros síntomas y señales reaparecerán y la persona sufrirá de múltiples "enfermedades". Usted lo ha visto en el caso de Andrew Bauman. Nosotros, en medicina, hemos titulado esas condiciones como enfermedades totales o se las han agrupado como diferentes "síndromes". En años recientes, hemos agrupado algunos de los síndromes, con algunos típicos exámenes de sangre y los hemos llamado enfermedades de la autoinmunidad, tales como lupus, esclerosis múltiple, distrofia muscular, diabetes insulina-dependiente y así sucesivamente.

La investigación médica hasta ahora ha sido conducida con la suposición que muchas condiciones, que yo considero son "estados de deshidratación o sus complicaciones", son enfermedades con una "etiología desconocida". Desde la presente perspectiva de los los problemas de la salud humana, uno no tiene permitido utilizar la palabra "cura". Usted puede, en el mejor de los casos, "tratar" el problema y esperar que "se reduzca".

Desde mi perspectiva, las enfermedades degenerativas más dolorosas son estados de sequedad local o regional, con varias manifestaciones. Naturalmente el problema será curado si el daño producido por la deshidratación no es muy extenso. También creo que para evaluar los "disturbios por deficiencia", la deficiencia de agua es uno de ellos, uno no necesita observar los mismos protocolos investigativos que son aplicados para investigar productos químicos. Identificando la falta y corrigiendo la deficiencia es todo lo que uno debe hacer.

Es ahora claro que el tratamiento para todas las condiciones producidas por la deshidratación, es el mismo, un solo protocolo de tratamiento para un sinnúmero de condiciones. ¿No es eso grandioso? Un programa soluciona tantos problemas y evita costosas e innecesarias interferencias con el cuerpo.

El primer paso en este programa de tratamiento involucra un claro y determinado aumento en la cantidad diaria que se debe beber de agua. La deshidratación persistente también causa una desproporcionada pérdida de ciertos elementos que deben estar adecuadamente disponibles en los depósitos de reservas del cuerpo. Naturalmente, el protocolo ideal de tratamiento deberá también incluir una apropiada corrección de los disturbios metabólicos asociados. En breve, el tratamiento para las enfermedades producidas por la deshidratación también debe incluir la corrección de las deficiencias secundarias que la falta de agua impone en algunos tejidos del cuerpo. Este fenómeno de la "deficiencia múltiple", causado por la deshidratación, está en la raíz de muchas enfermedades degenerativas, incluyendo lupus y formación de cáncer en el cuerpo humano.

El cambio en el estilo de vida se hace vital para la corrección de cualquier desorden producido por la deshidratación. La columna vertebral del programa de curar con agua es, simplemente, suficiente agua y tomar sal, ejercicios regulares, una dieta balanceada y rica en minerales que incluya muchas frutas y vegetales y las grasas esenciales para producir las membranas celulares, hormonas y el aislamiento de los nervios, exclusión de cafeína y alcohol, meditación para resolver y "desintoxicarse" de pensamientos estresantes y la exclusión de edulcorantes artificiales.

Debe también recordarse que la clase de deshidratación que se manifiesta con problemas respiratorios y que se sabe mata a varios miles cada año, el asma, deja otras "cicatrices" dentro de las partes interiores del cuerpo humano. Esta es la razón por la que el asma en la niñez es una devastadora condición que dejará sus marcas en el niño y lo expondrá a muchos problemas de salud en el futuro, como el caso de Andrew Barman, relatado anteriormente. Mi comprensión de los serios efectos dañinos de la deshidratación en los niños, es la razón por la cual he concentrado muchos de mis esfuerzos para la erradicación del asma entre ellos.

El primer nutriente que el cuerpo necesita es agua. El agua es un nutriente. Ella participa en la generación de energía. El agua disuelve todos los minerales, proteínas, almidón y otros componentes solubles al agua y, como la sangre, los lleva a través del cuerpo para su distribución. Piense en la sangre como el agua de mar que tiene varias clases de peces: células rojas, células blancas, plaquetas, proteínas y enzimas que nadan hacia un destino. El suero de la sangre tiene casi la misma consistencia mineral y proporciones que el agua de mar.

El cuerpo humano tiene una constante necesidad de agua. Hay pérdida de agua a través de los pulmones cuando exhalamos. Se pierde agua con la transpiración, en la producción de orina y en el movimiento diario de los intestinos. Una buena forma de controlar la necesidad de agua del cuerpo es el color de la orina. Una persona bien hidratada produce una orina incolora no contando el color de las vitaminas o el color de los aditivos en las comidas. Comparativamente una persona deshidratada produce orina amarilla. Una persona que esté verdaderamente deshidratada produce una orina de color naranja.

El cuerpo necesita no menos de dos litros de agua y algo de sal para compensar por las pérdidas naturales en la orina, respiración y transpiración. (Vea la Figura 15 en la página 88). Menos de esta cantidad causará una sobrecarga para los riñones. Deberán trabajar más duramente para concentrar la orina y descargar la mayor cantidad posible de deshechos químicos tóxicos, en la menor cantidad de agua posible. Este proceso es demasiada carga para los riñones y la razón del porqué tanta gente necesita diálisis en los años finales de sus drásticamente acortadas vidas. Otra regla para aquellos que estén con sobrepeso es el beber 300 cc de agua por cada medio kilo de peso. Una persona de 100 kilos debe beber 3 litros de agua. El agua debe beberse a cualquier hora cuando uno esté sediento, inclusive durante las comidas. Beber agua en el medio de una comida no afecta drásticamente el proceso digestivo, pero la deshidratación durante la comida, sí lo hace. Uno debe beber por lo menos dos vasos de agua como primera cosa en la mañana para corregir la pérdida de agua ocasionada durante las ocho horas de sueño.

PROTEÍNAS

Los expertos tienen la opinión que el cuerpo necesita un mínimo de entre 1.1 y 1.4 gramos de proteínas de buena calidad por cada kilogramo de peso, por día. Una persona de 90 kilos necesita 120 gramos de proteínas por día para mantener su masa muscular. Con ese nivel de ingesta de proteínas, el cuerpo mantendrá su normal composición de reservas de proteínas y no se quedará sin abastecimiento de ellas y no deberá compensarlas con las reservas de aminoácidos.

Los niños necesitan un mínimo básico de cerca de un gramo de proteínas por cada medio kilo del peso de su cuerpo.

En sociedades avanzadas que tienen gran demanda de mano de obra para incrementar la productividad y no tienen escasez de alimentos, la recomendada cantidad de proteínas parece ser de 250 gramos diarios. Cuanto más activo sea físicamente, mayor cantidad de comidas conteniendo proteínas serán necesarias para su cuerpo. Las proteínas extras son necesarias para reparar los tejidos y producir las enzimas y neurotransmisores. Dietas con alto contenido de proteínas están ahora de moda en programas para reducir el peso.

Buena calidad de proteínas pueden ser encontradas en huevos, leche y legumbres, tales como lentejas que tienen un 24 por ciento de proteínas de alta calidad, fríjoles mung, fríjoles anchos, fríjoles de soya y tofu (extracto de fríjoles de soja). Los vegetales también contienen proteínas de buena calidad (la espinaca contiene casi un 13 por ciento de proteínas), como el pavo fresco, pollo, ternera, carne, cerdo y pescado. Yo utilizo la palabra "fresco" porque la carne animal contiene diferentes enzimas que rápidamente destruyen los esenciales aminoácidos con sus proteínas. Prolongada exposición al oxígeno también destruye algunos aminoácidos esenciales en las proteínas de la carne. Hace que la buena grasa de la carne se ponga rancia y sin poder ser utilizada por el cuerpo.

Este es el porqué las viejas culturas como la China, Judía y Musulmana, carne y pescado tienen que provenir de fuentes recientemente sacrificadas.

No tome aminoácidos individuales como suplemento. En cierta concentración, algunos tienen efectos adversos en el balance de minerales y vitaminas del cuerpo. Los aminoácidos en el cuerpo funcionan más eficientemente cuando están "proporcionalmente" representados.

HUEVOS

Los huevos son una saludable comida. Como promedio el huevo pesa 50 gramos y tiene un valor energético de 80 calorías. La parte traslúcida del huevo pesa alrededor de 33 gramos y la yema 17 gramos aproximadamente. Los huevos contienen casi 6 gramos de la mejor calidad de proteínas, no tiene carbohidratos y tampoco fibras. El contenido de proteínas de los huevos está compuesto por un balanceado compuesto de aminoácidos. Los huevos son ricos en vitaminas tales como biotina y minerales como manganeso, selenio, fósforo y cobre. La yema es una rica fuente de sulfuro, un antioxidante natural que ahora es reconocido como algo vital para la salud y el bienestar.

El 10 por ciento de un huevo lo constituyen su contenido de lípidos o grasa. La composición de los lípidos en la yema del huevo es única. Es rica tanto en lecitina, la cual es la precursora del neurotransmisor acetilcolina y ADH (ácido-decosahexanoico). ADH es una grasa muy esencial para el mantenimiento de la función cerebral. Es necesaria para la constante reparación de las membranas de las neuronas y sus puntos de contactos con otras neuronas, sinaptosomas. La estructura nerviosa de los ojos utilizan mucho ADH para interpretar los colores y para la calidad y agudeza de la visión. Aparte de ser encontrada en los huevos, el ADH también se la encuentra en pescados de agua fría y algas.

Es cada vez más aceptado, que el nivel de colesterol en la circulación, no es afectada por una dieta con muchos huevos. Es un hecho médicamente publicado que un hombre mayor, durante muchos años, comía cerca de 24 huevos por día sin ningún aumento clínicamente significativo, en sus niveles de colesterol. ¡No existe tal cosa como el colesterol malo! Solamente hay desinformadas e ignorantes ideas que son explotadas comercialmente.

La próxima vez que se encuentre con una persona que diga que el "colesterol malo" es el causante de las enfermedades del corazón, pregúntele a él o ella: "¿No es verdad que medimos los niveles del colesterol en el cuerpo de la sangre que es sacada de una vena?" Si es verdad que el nivel del colesterol es la causa de las plaquetas y obstrucciones de las venas, cuando hay una lenta circulación de la sangre puede auspiciar la formación de mayores depósitos de colesterol, luego deberemos tener mayores bloqueos en las venas del cuerpo. Desde que no hay ningún informe científico en que los depósitos de colesterol sean los causantes de bloqueos en las venas, la presunción de que el colesterol es "malo" y que es el causante de las enfermedades cardíacas, es erróneo y no científico. Es una exageración comercial para vender remedios y servicios médicos.

Déjeme explicarle porqué tenemos depósitos de colesterol en las arterias del corazón o el cerebro o en las paredes de las arterias más importantes del cuerpo. Recuerde, cuando decimos "deshidratación" realmente significa sangre concentrada y ácida. Sangre ácida que también está concentrada, absorbe agua de las células que recubren las paredes arteriales. Al mismo tiempo, el rápido flujo de la sangre contra las delicadas células que forran las paredes internas de las arterias, debilitadas por la pérdida de su agua y dañadas por la constante toxicidad de la sangre concentrada, produce abrasiones microscópicas.

Otra de las múltiples funciones del colesterol es su uso como un "vestido impermeable" para cubrir los lugares dañados dentro de las membranas arteriales, hasta que ellas sean reparadas. El colesterol actúa como una "gasa engrasada" que protege las paredes de las arterias de rupturas y peladuras. Cuando usted mira al colesterol a través de esta perspectiva, se dará cuenta que clase de bendición realmente es.

En mi opinión, todas las estadísticas sobre el nivel del colesterol en la sangre y el número de personas que mueren por enfermedades cardíacas, refleja la extensión de la asesina deshidratación que también ha causado el aumento del nivel de colesterol en la sangre.

Voy a discutir otro papel muy importante del colesterol en el cuerpo un poco más adelante en este capítulo. Basado en mis investigaciones sobre el colesterol, no he vacilado en recomendar huevos como una muy buena fuente para las necesidades esenciales en la dieta del cuerpo humano.

PRODUCTOS LÁCTEOS

Para las personas que puedan digerir leche, el yogur natural sin azúcar es una buena fuente de proteínas de alta calidad. También contiene grandes cantidades de vitaminas y bacterias que no son nocivas. La buena bacteria en el yogur mantiene el recorrido intestinal saludable y ayuda a prevenir el crecimiento de bacterias y levaduras tóxicas, tales como la cándida. Por supuesto, aquellos que sean alérgicos a los productos lácteos no deben tomar yogur.

Los quesos son también una buena fuente de proteínas. Quesos frescos preparados son fáciles de digerir y, en mi opinión, son más saludables que los quesos añejos.

Algunas personas no pueden digerir la leche de vaca fácilmente. La leche de soja es un muy buen sustituto. Si no le gusta el sabor de la leche de soja, puede mezclarla con jugo de zanahorias y disfrutar la ventaja de vitaminas adicionales y nutrientes. La combinación es sabrosa y saludable.

GRASAS

La grasa es un requisito del cuerpo esencial en la dieta. Algunos vitales ácidos grasos que producen ciertas grasas y aceites son usados como materias primas para la fabricación de las membranas celulares. También son ingredientes primarios de los cuales muchas de las hormonas del cuerpo son producidas. La producción de las hormonas sexuales dependen de la presencia de algunas grasas esenciales en el cuerpo, incluyendo al demasiado colesterol maligno. Las células de los nervios necesitan "buenas grasas" para reproducir las terminaciones de los nervios que están constantemente utilizadas.

Los ácidos grasos esenciales son omega 6, un ácido graso polisaturado conocido como ácido linoleico, y omega 3, un super ácido graso no saturado conocido como ácido alfa-linoleico. Esos ácidos grasos tienen la forma de aceites. Nuestros cuerpos no pueden producir esos ácidos grasos esenciales y deben importarlos en forma de aceites en las comidas.

El cuerpo promedio necesita entre 6 y 9 gramos de ácido linoleico (omega 6) por día. También necesita alrededor de 2 a 9 gramos de ácido alfa-linoleico (omega 3), el más esencial de los ácidos grasos. Estos ácidos grasos son necesitados particularmente por las neuronas y sus nervios largos para producir membranas aislantes que necesitan ser impermeables y prevengan interferencias a la cantidad y flujo de la neurotransmisión. Las terminales nerviosas en la retina que están involucradas en el reconocimiento de objetos y claridad visual tienen un alto recambio de esos ácidos grasos esenciales, particularmente el ADH. El ADH es producido por el ácido graso omega 3 y es vital en la composición de las neuronas. Aquellos con desórdenes neurológicos han demostrado poseer poco ADH.

Como fue mencionado, huevos, pescados y algas de aguas frías son buenas fuentes de ADH. Otra excelente fuente de ácidos grasos omega 3 y omega 6, en una proporción ideal de 3 a 1, es el aceite de semillas de lino que es comprimido y embotellado en oscuros envases que no dejan entrar la luz. La luz destruye esos aceites grasos esenciales y es por eso que se lo envasa en oscuras cápsulas. El aceite de sésamo tiene la deseable propiedad de ser altamente no-saturado. Es el aceite comestible elegido en muchas culturas antiguas. El aceite de canola también es una buena fuente con algunos ácidos grasos esenciales. La razón porque el aceite es mejor que las grasas sólidas es porque en el cuerpo con tempe-ratura normal se mantiene como aceite y no se transforma en una pegajosa grasa.

Para una detallada información sobre los ácidos grasos esenciales y sus mejores fuentes, refiérase al libro, "Grasas que Curan, Grasas que Matan", del Dr. Udo Erasmus. El ISBN del libro es 0-920470-38-6. Si a usted le interesa la salud es necesario que lea ese libro. Otro buen libro y fácil de leer sobre este mismo tema es "Grasas Inteligentes", por el Dr. Michael A. Schmidt (ISBN 1-883319-62-5).

La manteca es una rica fuente para solubilizar vitaminas liposolubles, tales como la vitamina K, vitamina A, vitamina E, lecitina, ácido fólico y otras. La manteca es también una rica fuente de calcio y fósforo. El cuerpo necesita algo de grasa en su dieta diaria. Usted no puede estar libre de grasas y sobrevivir mucho tiempo. El cuerpo no puede producir ciertos componentes grasos que son necesarios para producir sus membranas impermeables. Si usted no le da al cuerpo lo que necesita, el tratará de hacer los elementos requeridos partiendo del contenido de carbohidratos en su dieta diaria. Por lo tanto, desde que el cuerpo no puede completar el proceso de producir las "grasas esenciales" procede a almacenar los productos no terminados. Esto es porqué algunas personas crecen desproporcionadamente gordas. Cada gramo de grasa le proporciona al cuerpo 9 calorías de energía.

FRUTAS, VEGETALES Y LUZ SOLAR

El cuerpo también necesita diariamente frutas y vegetales verdes. Son fuentes ideales de vitaminas naturales y los esenciales minerales que necesitamos. Los vegetales verdes también contienen gran cantidad de beta-carotenos y también algo del ácido graso ADH necesitado por el cerebro. Frutas y vegetales son importantes para mantener el balance de pH del cuerpo. La clorofila contiene grandes cantidades de magnesio. El magnesio es para la clorofila lo que el hierro es a la hemoglobina en la sangre, transportador del oxígeno. En el cuerpo humano, el magnesio es el ancla agrupadora de la unidad de almacenaje de energía dentro de las membranas celulares, en todo el cuerpo. La unidad es llamada magnesio-adenosin-trifosfato (MgATP). Si el agua alcanza el depósito de MgATP y es posicionada enzimáticamente para disolverlo, grandes cantidades de energía serán liberadas, la fórmula ya ha sido presentada.

Las zanahorias (por su contenido de beta-caroteno) son esenciales en los requisitos dietéticos. El beta-caroteno es un precursor de la vitamina A y absolutamente esencial para el metabolismo del hígado, además de ser necesario para la visión. Algo de jugo de naranja por su contenido de potasio *también debe agregarse* a la cuota de líquidos del cuerpo. *Por favor recuerde, más, no es mejor.* Demasiado jugo de naranja puede causar otros problemas. Si el cuerpo es sobrecargado de potasio, la producción de histamina en el cuerpo aumentará. He ayudado a gente con prolongados ataques de asma con un simple consejo. Les solicité que limitaran la cantidad de jugo de naranja que bebían a uno, como mucho, dos vasos por día por supuesto reemplazando el resto del jugo por agua.

Para los asmáticos, la luz del sol es "medicina". La luz del sol actúa en los depósitos de colesterol en la piel y los convierte en Vitamina D. La vitamina D promueve la producción ósea y atrapa al calcio de los huesos, que a los niños ayuda a crecer. La vitamina D también estimula la absorción de calcio en el recorrido intestinal. El calcio tiene un efecto directo para neutralizar los ácidos en el cuerpo y es efectivo en balancear el pH de las células, un resultado que ayuda aliviar las complicaciones del asma.

Si usted bebe todos los días cantidades adecuadas de agua, toma la requerida cuota de sal y hace mucho ejercicio, preferiblemente al aire libre o bajo una buena luz, su cuerpo comenzará a regular su propia necesidad de proteínas y carbohidratos, como también su necesidad de grasas que utilizará para energía. Su necesidad de proteínas aumentará. Su necesidad de carbohidratos disminuirá y sus enzimas quemadoras de grasa consumirán más grasa de lo que ocurre en una dieta regular. Contrario a la creencia de que el colesterol no puede ser metabolizado una vez depositado, eso también será eliminado. Los depósitos de colesterol en las arterias posiblemente llevarán más tiempo de lo que usted desea en desaparecer, pero el cuerpo tiene todos los conocimientos químicos para limpiarse de placas de colesterol.

Lo repito, no hay tal cosa como el colesterol "malo". Recuerde que el colesterol es vital para la fisiología del cuerpo. Debemos averiguar porqué el cuerpo produce más de lo usual. La siguiente explicación es una de muchas que he encontrado para esto.

Cuando hay falta de agua en el cuerpo, menor energía hidroeléctrica es producida para energizar todas las funciones dependientes, como cuando hay un bajo nivel de agua en el río que alimenta a la usina generadora de energía. Luego de un tiempo, la usina no mantendrá la cantidad suficiente de agua para hacer operar a todos los generadores. En situaciones de la vida real, cuando la pobre calidad de energía proveniente de las represas hidroeléctricas es insuficiente, los generadores eléctricos comienzan a quemar aceite o carbón para generar electricidad.

En el cuerpo, la fuente alternativa de energía proviene de los depósitos de calcio en los huesos o dentro de las células. La energía atrapada en la unión de dos moléculas de calcio que están fundidas juntas es utilizada en su reemplazo. Por cada dos moléculas de calcio unidas juntas, una unidad de energía de ATP es también atrapada. Las células en el cuerpo tienen mucho calcio atrapado en diferentes lugares de los depósitos que se quiebran y su energía es utilizada. Ahí llega el momento cuando este proceso resulta en una disponibilidad con demasiadas moléculas de calcio sueltas, cenizas de combustible. Afortunadamente, las "cenizas de calcio" son fácilmente reciclables.

Como ya lo he mencionado, la luz del sol, energía, convierte al colesterol de la piel en vitamina D. La vitamina D es responsable por facilitar la recuperación del calcio y su reingreso dentro de las células para ser adheridas. La vitamina D se adhiere a sus receptores en las membranas celulares y simultáneamente, una unidad de calcio se anexa a la expuesta terminación de la vitamina D en el proceso de ingresar a la célula a través de la membrana celular. La unión del calcio con vitamina D a la membrana del receptor actúa como una "línea magnética" y una completa cadena de otros elementos esenciales y aminoácidos, se adhieren al calcio expuesto y son absorbidos dentro de la célula.

De esta manera, la energía de la luz solar y la conversión del colesterol en vitamina D tiene un impacto directo fisiológico en la alimentación de las células del cuerpo. Cuando el calcio reingresa a la célula, lleva con él otros elementos esenciales a la célula. De esta forma, la célula recibe materias primas para repararse y metabolizar la energía. Al mismo tiempo, el exceso de energía que ingresa en la célula es utilizada para fundir juntas a las moléculas de calcio y una vez más almacenar energía en el "apetito" de calcio para usos futuros.

Una vez que entienda la lógica detrás de la "cascada" de los eventos químicos en el cuerpo, se dará cuenta de la importancia vital del colesterol en el metabolismo celular y la salud celular.

Usted debe poner los altos niveles de colesterol en el cuerpo en total funcionamiento. Produzca más vitamina D a partir de él y promueva un mejor funcionamiento y utilización plena de las células de su cuerpo. Use la luz solar en su beneficio para reducir su colesterol. Algunos de ustedes podrán reaccionar inmediatamente en forma negativa a esta explicación y manifestar sus temores al melanoma. Yo creo que el cáncer en el cuerpo es producido por la deshidratación, inactividad, mala elección de alimentos y equivocadas bebidas. Por más de 20 años he jugado tres horas al tenis, seis días por semana bajo el calor del sol de mediodía en Teherán. No he desarrollado ninguna forma de cáncer.

Usted no se puede sentar en un escritorio, en una oficina con luz artificial y esperar tener un nivel normal de colesterol en su cuerpo. Y en esa situación ya estará en manos de un profesional de la salud, que no entiende los mecanismos y relación de la conversión de energía y que titulan esa consecuencia natural en una cadena incompleta de eventos metabólicos como una "enfermedad" y un elemento vital, el colesterol, será titulado como "malo".

LOS MINERALES SON VITALES

Ciertos minerales necesitan pasar a través de un ambiente ácido del estómago antes que puedan ser absorbidos a través de la mucosa del intestino. Ellos son el zinc, magnesio, selenio, hierro, cobre, cromo y molibideno. La lista es en ese orden, desde mi punto de vista, por la importancia de cada elemento para el cuerpo humano. Los elementos minerales que el cuerpo necesita en grandes cantidades son el sodio, potasio, calcio y magnesio. Todos los suplementos de vitaminas, uno-por-día, ahora están compuestos de tal manera que los requerimientos diarios de los minerales esenciales, además del sodio, calcio y potasio, son proporcionados en esas tabletas. El resto de los minerales vitales están totalmente disponibles en la variedad de alimentos que comemos. La razón por la cual los suplementos de vitaminas y minerales son recomendados es para "asegurarse" en el caso que la dieta diaria no sea de alta calidad y haya una insuficiencia de comer frutas y verduras.

Los elementos minerales tóxicos son el mercurio, plomo, aluminio, arsénico, cadmio y, en grandes cantidades, el hierro. Esos minerales deben ser evitados, son mejor absorbidos por el cuerpo si el estómago es menos ácido que lo normal.

A medida que tenemos más años, algunos de nosotros producimos menos y menos ácido en nuestros estómagos. Esta condición se llama acloridia. Gente con acloridia puede tener deficiencias de minerales vitales en sus cuerpos. También tienen dificultades para digerir carne.

En antiguas culturas, el comer pickles con la comida es una medida precautoria para prevenir este problema. El uso de vinagre en las ensaladas acompañando las comidas tiene el mismo efecto, si el aliño es amargo en gusto. Si la comida contiene demasiada carne, el estómago segrega suficiente ácido para disolver la carne en pequeñas partículas digeribles, que luego son más reducidas al tamaño de sus componentes aminoácidos antes de pasar dentro de los intestinos y ser absorbidos. La gente que tiene dificultades digiriendo comida debe, adoptar el hábito de tomar algo de limón o pickles con sus comidas.

SAL, LA ETERNA MEDICINA

La sal es el ingrediente más esencial del cuerpo. En su orden de importancia, oxígeno, agua, sal y potasio, son los elementos primarios para la supervivencia del cuerpo humano. Pilinio, alrededor de 75 años después de Cristo, llamó a la sal *"el principal remedio entre los humanos"*. Estaba en lo cierto. Usted observe: cerca del 27 por ciento del contenido de sal en el cuerpo es almacenada en los huesos en forma de cristales. Se dice que los cristales de sal son utilizados naturalmente para endurecer los huesos. Por lo tanto, la deficiencia de sal en el cuerpo puede ser responsable en el desarrollo de la osteoporosis. La sal será sacada de los huesos para mantener su vital nivel en la sangre.

El bajo consumo de sal contribuirá a incrementar la acidez en algunas células. Alta acidez en la célula puede dañar la estructura del ADN y ser el mecanismo inicial para la formación de cáncer, en algunas células. Experimentos han demostrado que un buen número de pacientes con cáncer muestran bajos niveles de sal en sus cuerpos. Mi próximo libro, "El ABC del Cáncer y la Depresión", explicará, en detalle, sobre la importancia y *la función primaria del agua y la sal en la prevención del cáncer.*

Déjeme repetirle: cuando el cuerpo comienza a acumular sal, lo hace para mantener el agua en el cuerpo. Se puede filtrar algo de su agua y la "regará" a través de las membranas celulares dentro de algunas células. Es el mismo principio del proceso de purificación de agua por osmosis revertida, empleado en las plantas que producen agua potable para comunidades que no tienen acceso directo al agua fresca. Esa es la razón del aumento en la presión sanguínea para construir la fuerza necesaria para la filtración.

El cuerpo está bajo una constante necesidad de almacenar sal para retener el agua dentro del sistema. Se necesitará un gradual incremento de orina para eliminar el exceso de sal. El agua lo hará si se incrementa la cantidad de agua gradualmente. *Cuando la formación de orina se reduce y aparecen algunos edemas (inflamaciones) en las piernas y párpados, el incremento en la cantidad de agua que se bebe debe ser proporcional a la producción de orina.* Cuando las hinchazones de los ojos y la inflamación de los tobillos den señales de estar reducidas, la cantidad de agua puede ser aumentada. Mi preocupación básica es por la inadvertida retención de agua en los pulmones. Es por esa razón que insisto en una precisa medición de la cantidad de líquido bebido y la salida de orina, si usted quiere probar el efecto del incremento del agua diaria que bebe, junto a la reducción de la cantidad de café y té.

La sal es una sustancia vital para la supervivencia de todas las criaturas vivientes, particularmente los humanos y especialmente aquellos con asma, alergias y enfermedades auto-inmunes.

La sal es una "medicación", la sal vale su peso en oro y es, de hecho, intercambiada su peso por peso en oro. En países desérticos, la gente sabe que ingerir sal es su seguro de vida. Para esas personas, las minas de sal son sinónimos de minas de oro. La sal tiene un endoso Bíblico.

Luego de muchos años de hablar mal de la sal por profesionales de la salud ignorantes y quienes lo repiten sin saber en los medios, la importancia de la sal como un suplemento dietético es una vez más tenida en cuenta y reconocida. Yo he sido una de las primeras voces para cambiar este asunto.

Agua, sal y potasio juntos regulan el contenido de agua del cuerpo. El agua regula el contenido de agua en el interior de las células a través de abrirse camino en todas las células que alcanza. Debe llegar allí para limpiar y extraer los residuos tóxicos procedentes del metabolismo celular. Una vez que el agua entra en las células, el contenido de potasio de las células se establece y permanece allí, hasta asegurarse que el mismo quede disponible dentro de las células. Asimismo, en el mundo vegetal, es el potasio en las frutas lo que les da firmeza por mantener al agua en el interior de la fruta. Nuestra comida diaria contiene mucho potasio proveniente de sus fuentes naturales de frutas y verduras, pero no la sal desde su fuente natural. Esa es la razón por la que debemos agregar sal en nuestra dieta diaria.

La sal fuerza para que algo de agua la acompañe fuera de las células (retención osmótica del agua por la sal). Balancea la cantidad de agua que se mantiene fuera de las células.

Básicamente, hay dos fuentes de agua en el cuerpo: una es mantenida dentro de las células del cuerpo y la otra fuente es mantenida fuera de las células. La buena salud depende de un muy delicado balance entre el volumen de ambas fuentes.

Este balance es logrado por la regular ingesta de agua, frutas ricas en potasio y vegetales que también contengan las vitaminas necesarias para el cuerpo y sal. Es preferible la sal marina sin refinar, debido a que contiene algunos de los demás minerales que el cuerpo necesita.

Cuando el agua no está disponible para entrar libremente en las células, es filtrada desde la fuente salada exterior e inyectada dentro de las células que han sido puestas a trabajar, a pesar de su escasez de agua. Esta segunda intervención en caso de emergencia significa el aporte hacia las células importantes con agua inyectada, siendo la razón, en una aguda deshidratación que hace desarrollar al edema y retener agua. El diseño de nuestros cuerpos es tal, que la extensión de la fuente de agua fuera de las células es ampliada a fin de tener agua extra, disponible para la filtración e inyectarla en las células vitales, en situaciones de emergencia. El cerebro ordena la retención de agua y sal a través de los riñones. Esta directiva del cerebro es la razón por la que tenemos edema, cuando no bebemos suficiente agua.

Cuando la cantidad de agua en el cuerpo alcanza un nivel crítico y el "despacho" de agua por inyección dentro de las células se convierte en la vía principal para abastecer a más y más células, se hace necesario un aumento asociado en la "presión inyectora". El aumento significativo en la necesaria presión para inyectar agua dentro de las células puede calcularse y eso se lo llama "hipertensión".

Inicialmente, el proceso de filtración de agua y su envío dentro de las células es más eficiente durante la noche, cuando el cuerpo está horizontal. El agua recolectada, que durante el día se acumula mayormente en las piernas, no tiene que luchar con las fuerzas de gravedad para entrar en la circulación sanguínea. Si la dependencia en este proceso de emergencia para la hidratación de algunas células continúa durante un período prolongado, los pulmones comienzan a anegarse durante la noche y la respiración se torna dificultosa. La persona necesitará más almohadas para dormir sentada. Esta condición se la llama "asma cardíaca" y es consecuencia de la deshidratación. Por lo tanto, en esas condiciones no debe sobrecargar el sistema tomando demasiada agua al principio. El incremento en beber agua debe hacerse despacio y en forma espaciada, hasta que la producción de orina empiece a incrementarse en la misma cantidad del agua que bebe.

Cuando bebemos agua suficiente para producir una orina clara, también eliminamos mucha de la sal que había sido retenida. Esta es la forma en que podemos eliminar los líquidos del edema corporal: bebiendo más agua. ¡Sin diuréticos pero más agua! El agua es el mejor diurético natural que existe.

En una persona que tiene un edema agudo y cuyo corazón, a veces, tiene un irregular o rápido latido con muy poco esfuerzo, el incremento del agua a beber debe ser gradual y espaciadamente, pero el agua no debe ser retenida por el cuerpo. La sal debe ser limitada durante dos o tres días, debido a que el cuerpo está todavía en una actitud de retenerla. Una vez que el edema se haya ido, la sal no debe ser retenida por el cuerpo.

LA SAL: ALGUNO DE SUS MILAGROS ESCONDIDOS

La sal tiene muchas otras funciones más allá de la regulación del contenido de agua en el cuerpo. Aquí hay algunas de sus importantes funciones adicionales en el cuerpo:

La sal es un potente antihistamínico natural. Puede ser utilizada para aliviar el asma al ponerla sobre la lengua, luego de beber uno o dos vasos de agua. Es tan efectiva como los inhaladores, sin su toxicidad. Usted debe beber uno o dos vasos de agua antes de ponerse sal sobre la lengua.

La sal es un potente elemento "anti-estrés" para el cuerpo.

La sal es vital para extraer el exceso de acidez del interior de las células, particularmente las neuronas. ¡Si no desea la enfermedad de Alzheimer, no se quede sin sal y no permita que le suministren remedios diuréticos por mucho tiempo!

La sal es vital en los riñones para eliminar el exceso de acidez y pasarla a la orina. Sin sal suficiente en el cuerpo, éste puede progresivamente aumentar su acidez.

La sal es esencial en el tratamiento de problemas emocionales y afectivos. El litio es un sustituto de la sal, que es utilizado para el tratamiento de la depresión. Para prevenir el sufrimiento de la depresión, asegúrese de tomar un poco de sal.

La sal es esencial para preservar los niveles de serotonina y melatonina en el cerebro. Cuando el agua y la sal realizan sus naturales funciones antioxidantes y eliminan los residuos tóxicos del cuerpo, los aminoácidos esenciales, tales como el triptofano y la tirosina no serán sacrificados como antioxidantes químicos. En un cuerpo bien hidratado, el triptofano es separado y se introduce en los tejidos cerebrales donde es utilizado para producir serotonina, melatonina y triptamina, neurotransmisores esenciales antidepresivos.

La sal, en mi opinión, es vital para la prevención y tratamiento del cáncer. Las células cancerosas son matadas por el oxígeno, son "organismos" anaeróbicos. Ellas deben vivir en un ambiente con poco oxígeno. Cuando el cuerpo esta bien hidratado y la sal expande el volumen de la circulación de sangre para llegar a todas las partes del cuerpo, el oxígeno y las activas y "motivadas" células de la inmunidad en la sangre llegan a los tejidos cancerosos y los destruyen. En la sección sobre lupus, la deshidratación, escasez de agua y sal, suprime el sistema de inmunidad y la actividad de sus enfermas células luchadoras en el cuerpo.

La sal es vital para el mantenimiento del tono muscular y la fuerza. La pérdida del control de la vejiga, en aquellos que sufren de involuntarios goteos de orina, puede ser causado por una baja cantidad de sal ingerida. La siguiente carta de Dottlee Reid, en sus sesentas es muy explicativa. Ella muestra cómo la ingestión de sal la ayudó a superar su constante problema de incontinencia. He seleccionado esta carta para compartir con millones de ciudadanos de América, la buena noticia de que una adecuada ingestión de sal puede posiblemente liberarlos de la vergüenza de tener que utilizar constantemente paños.

27 de noviembre de 1999

Estimado Dr. Batmanghelidj:

"El 25 de junio de 1999, tuve que irme a casa desde mi trabajo debido a que el dolor en mi rodilla se hizo insoportable. (Esta era una vieja lesión de varios años, causada por un quiropracta y reapareció la contusión. Estaba la mayor parte del tiempo en cama, debido a que me resultaba demasiado doloroso tratar de caminar.

Gracias a Dios, Global Health Solutions obtuvo mi nombre y dirección de algún lado y yo recibí su libro (Los Muchos Clamores de su Cuerpo por el Agua) y grabaciones. El 3 de julio de 1999 decidí tratar de caminar alrededor de mi casa. Pude hacerlo y el 4 de julio de 1999, pude caminar las seis cuadras hasta la iglesia. El 5 de julio de 1999 pude conducir siete horas solamente parando dos veces, para utilizar el baño,(tengo una vejiga muy débil). También llevé ropa para cambiarme porque estaba segura que iba a ser necesaria. Llegué sin ninguna gota sobre mis ropas. Por primera vez en mi vida no estaba cansada y además, fui a caminar antes de irme a dormir.

Era muy delgada y tenía limitaciones con lo que podía comer. De repente descubrí que estaba comiendo cosas que no había podido durante años, duraznos, melón, sandía, tomates, pomelos y también dulces, los estaba disfrutando, sin ningún efecto.

No estuve bebiendo nada más que agua durante muchos años, pero decidí no ingerir sal. ¡Gran error! Mis músculos estaban realmente gritando como también otras partes de mi cuerpo.

Todavía tengo problemas que deberé superar, pero estoy aprendiendo a escuchar a mi propio cuerpo, con la esperanza de ver el día en que no tenga más problemas de gases, digestión, circulación y alergias. Puedo verdaderamente decir que, la mayoría de los días me siento mejor de lo que me he sentido en muchos años y nunca podré agradecerle lo suficiente, por su ayuda. Que Dios lo bendiga así como usted trata de ayudar a los que Él ha puesto en esta tierra.

De usted sumamente agradecida

Dottlee Reid

La sal es muy efectiva para estabilizar los latidos irregulares del corazón y, contrariamente a la errónea concepción de que causa alta presión, es esencial para la regulación de la misma, conjuntamente con el agua. Naturalmente las proporciones son críticas. Una dieta con bajo contenido de sal con mucha agua, en algunas personas, verdaderamente causa un aumento en la presión sanguínea. Como una complicación secundaria, también puede afectar la respiración, con efectos similares al asma. La lógica es simple. Si usted bebe agua y no toma sal, el agua no se quedará en la circulación sanguínea en forma adecuada para completar el llenado de todas las venas. En algunos, esto causará desmayos y en otros, causará endurecimiento de las arterias y eventualmente contracción de los bronquios en los pulmones, hasta el punto de registrar un aumento en la presión sanguínea, complicado con falta de aire. Uno o dos vasos de agua y algo de sal, un poquito de ella en la lengua, rápida y eficientemente aquietarán a un acelerado y "palpitante" corazón y a la larga, reducirá la presión sanguínea y curará la sofocación.

La sal es vital para la regulación del sueño. Es un hipnótico natural. Si bebe un vaso de agua y luego pone unos pocos granos de sal sobre su lengua y los deja estar allí, caerá en un sueño natural y profundo. No use sal en su lengua a no ser que también beba agua. El uso repetido de sal solamente puede causar hemorragias nasales.

La sal es un elemento vitalmente necesario en el tratamiento de los diabéticos. Ayuda a equilibrar los niveles de azúcar en la sangre y reduce la necesidad de insulina, en aquellos que tienen que inyectarse el químico para regular sus niveles de azúcar en la sangre. Agua y sal reducen las causas de los daños secundarios asociados con la diabetes.

La sal es vital para la generación de la energía hidroeléctrica en todas las células del cuerpo. Es utilizada para la generación de poder local en los sitios donde las células necesitan energía.

La sal es vital para el proceso de comunicación e información de las neuronas durante todo el tiempo que estén trabajando, desde el momento de la concepción hasta la muerte.

La sal es vital para la absorción de las partículas de alimentos a través del recorrido intestinal.

La sal es vital para limpiar los pulmones de concentraciones mucosas y flema pegajosa, particularmente en el asma, enfisema y a los que sufren de fibrosis cística.

La sal en la lengua detendrá la persistente tos seca.

La sal es vital para detener el catarro y la congestión nasal.

La sal es vital para la prevención de la gota y artritis de gota.

La sal es esencial para la prevención de calambres musculares.

La sal es vital para prevenir la producción de exceso de saliva, hasta el punto de chorrear fuera de la boca durante el sueño.

La necesitad de secarse el exceso de saliva, indica falta de sal.

La osteoporosis, en gran medida, es el resultado de escasez de sal y agua en el cuerpo.

La sal es absolutamente vital para producir firmeza en la estructura de los huesos.

La sal es vital para el mantenimiento de la auto-confianza y una positiva auto-imagen, "demostración de personalidad", controlada por la serotonina y melatonina.

La sal es vital para el mantenimiento de la sexualidad y la líbido.

La sal es vital para la reducción del doble mentón. Cuando el cuerpo tiene déficit de sal, significa que el realmente está escaso de agua. Las glándulas salivales sienten la falta de sal y están obligadas a producir más saliva para lubricar el acto de mascar y tragar y también para suplir al estómago con el agua que necesita, para disolver los alimentos. La circulación en las glándulas salivales se incrementa y las venas sanguíneas comienzan a "gotear", a efecto de suplir a las glándulas con más agua para producir saliva. Ese "goteo" se derrama en un área detrás de esas mismas glándulas, causando un prominencia bajo la piel del mentón, las mejillas y en el cuello.

La sal es vital para prevenir las venas varicosas y con forma de araña en las piernas y muslos.

La sal marina contiene cerca de 80 elementos minerales que el cuerpo necesita. Algunos de esos elementos son necesarios en pequeñas cantidades. La sal sin refinar es la mejor opción entre todos los tipos de sal existentes en el mercado. La sal común de mesa, que se adquiere en los supermercados, ha sido separada de sus elementos agregados y contiene otros aditivos, tales como el silicato de aluminio, para mantenerla porosa y polvorosa. El aluminio es un elemento muy tóxico para nuestro sistema nervioso. Está implicado como una de las principales causas de la enfermedad de Alzheimer.

Así como la sal es buena para el cuerpo afectado por el asma, el exceso de potasio es malo para él. Demasiado jugo de naranja, muchas bananas o "bebidas deportivas" que contienen altos índices de potasio pueden precipitar un ataque de asma, particularmente si se consumen demasiadas bebidas o bananas antes del ejercicio. Puede producir un ataque de asma inducido por el ejercicio. Para prevenir tales ataques, algo de sal antes de comenzar el ejercicio incrementará la capacidad pulmonar para el intercambio del aire. También reducirá el exceso de transpiración.

Es una buena práctica agregar algo de sal al jugo de naranja, para equilibrar las acciones del sodio y el potasio y mantener el requerido volumen de agua, dentro y fuera de las células. En algunas culturas, le agregan sal al melón y otras frutas para incrementar su dulzura. En efecto, esas frutas contienen mayormente potasio. El agregarle un poco de sal antes de comerla, establece como resultado un balance en la combinación del sodio y el potasio. Lo mismo debe hacerse con otros jugos.

Recibí un día, un llamado de un lector de mi libro para decirme como sin querer había dañado a su hijo. Sabiendo que el jugo de naranja estaba lleno de vitamina C, forzó a su hijo a beber varios vasos de jugo cada día. Mientras tanto, el joven muchacho desarrolló problemas respiratorios y tuvo un buen número de ataques de asma hasta que entró a la Universidad y se salió de la esfera de influencia del padre. Su asma desapareció y su respiración volvió a la normalidad. El padre me dijo que tuvo que llamar a su hijo y pedirle disculpas por haberle proporcionado tantos malos momentos, cuando era menor. Cuanto más se revelaba contra el jugo de naranja, su padre más insistía en que debía tomarlo, convencido que era bueno para él bebiéndolo en grandes cantidades.

Como rápido recordatorio, usted necesita ingerir cerca de tres gramos de sal, el equivalente a media cucharadita de té, por cada diez vasos de agua, o un cuarto de cucharita por cada 5 vasos de agua. Debe tomar sal durante todo el día. En climas cálidos, debe ingerir más sal todavía. En esos climas, la sal hace la diferencia entre la supervivencia y una mejor salud como así también quedar exhausto por el calor hasta morir.

¡Cuidado! También debe cuidarse de no propasarse con la sal. Debe observar las proporciones de sal y agua que necesita el cuerpo. Siempre debe asegurarse de beber suficiente agua para evacuar el exceso de sal fuera del cuerpo. Si su peso inesperadamente aumenta un día, se debe a que a tomado demasiada sal. Deje de tomar sal por un día y beba mucha agua para incrementar su orina y eliminar su hinchazón.

Aquellos con problemas cardíacos, o con los riñones que necesitan diálisis, DEBEN consultar con sus médicos antes de incrementar el consumo de sal.

Si comienza a beber agua de acuerdo con mi prescripción, también se puede beneficiar si toma una tableta diaria de vitaminas, particularmente si no hace ejercicios ni come buenas porciones de verduras y vegetales. Las proteínas de la carne y el pescado son buenas fuentes de selenio y zinc. Si está estresado y hasta que se mejore, debe considerar la incorporación de vitamina B6 y zinc a su dieta, en adición a lo que esté disponible en las tabletas de vitaminas.

Si sufre de aftas (el simple virus del herpes en los labios y también en los ojos) o herpes genitales, asegúrese de agregar zinc y vitamina B6 a su dieta. Es muy posible que sus irritaciones virales sean el resultado de la deficiencia de zinc y sus complicaciones asociadas.

La precaución que hay que tener en mente es la *pérdida de sal del cuerpo cuando se aumenta la cantidad de agua que se bebe y el consumo de sal no.* Luego de algunos días de beber seis, ocho o diez vasos de agua por día, usted debe pensar en agregar algo de sal a su dieta. Si comienza a sentir calambres musculares durante la noche, recuerde que está con deficiencia de sal. *Calambres en músculos no ejercitados, generalmente se producen por falta de sal en el cuerpo.* También los mareos y la sensación de desmayo pueden ser indicadores de falta de sal y agua en el cuerpo. Si tales circunstancias ocurren, **debe comenzar a incrementar su consumo de vitaminas y minerales, particularmente si está haciendo dieta para bajar de peso o no come apropiadamente, incluyendo vegetales y frutas por sus vitaminas solubles en agua y contenidos minerales.**

He desarrollado una regla empírica para la cantidad diaria de sal que se debe consumir. Por cada diez vasos de agua (casi 2 $^{1/2}$ litros de agua), uno debe agregar a su dieta media cuchara de té con sal por día. Una cuchara normal de té puede contener seis gramos de sal. Media cuchara de té es aproximadamente tres gramos de sal. Por supuesto, uno debe cerciorarse que los riñones produzcan orina. De otra manera el cuerpo se hinchará. Si usted siente que su piel y **tobillos** se comienzan a inflamar, **no se asuste.** Reduzca el consumo de sal por unos pocos días, pero incremente la cantidad de agua hasta que las inflamaciones de las piernas desaparezcan. **También debe incrementar sus ejercicios: la actividad muscular saca el exceso de líquidos dentro de la circulación sanguínea y algo de sal luego será eliminada por la transpiración y la orina. No se siente o se quede de pie en la misma posición durante mucho tiempo.**

EJERCICIO

El factor más importante para la supervivencia, luego del aire, agua y alimentos, es el ejercicio. El ejercicio es más importante para la salud del individuo que el sexo, entretenimientos o cualquier otra cosa que pueda ser placentera. Los siguientes puntos explican la importancia del ejercicio para una mejor salud y una vida duradera sin dolores.

El ejercicio expande el sistema vascular en los tejidos musculares y previene la hipertensión.

Abre las terminaciones capilares en los tejidos musculares y al bajar la resistencia de la circulación sanguínea en el sistema arterial causa que la presión sanguínea baje hasta llegar al nivel normal.

El ejercicio aumenta la masa muscular y previene que los músculos se consuman como combustible.

El ejercicio estimula la actividad de las enzimas quemadoras de grasas para producir la energía que es constantemente requerida en la actividad muscular. Cuando se entrena está, en efecto, cambiando la fuente de energía por la actividad muscular. Convierte la fuente de energía, a partir del azúcar que está en la circulación, a la de las grasas que están almacenadas en los mismos músculos.

El ejercicio hace que los músculos quemen como combustible adicional algo de los aminoácidos que, de otra manera, podrían alcanzar niveles tóxicos en el cuerpo. En sus niveles en la sangre, mayores a lo normal, usualmente alcanzados en los cuerpos que no son ejercitados, ciertas ramificaciones encadenadas de aminoácidos causan una drástica destrucción y agotamiento de otros aminoácidos vitales. Algunos de esos esenciales aminoácidos que fueron descartados son constantemente requeridos por el cerebro para producir sus neurotransmisores. Dos de esos esenciales aminoácidos son el triptofano y tirosina. El cerebro utiliza el triptofano para producir serotonina, melatonina, triptamina e indolamina, todos los cuales son antidepresivos y regulan el nivel de azúcar y la presión sanguínea.

La tirosina es utilizada para producir la adrenalina, noradrenalina y dopamina, vitales para la coordinación fisiológica del cuerpo cuando éste debe realizar acciones físicas tales como peleas, correr, practicar deportes y así otras. El exceso de pérdida de tirosina de las reservas de aminoácidos del cuerpo es uno de los principales factores en la enfermedad de Parkinson.

Los músculos sin estar ejercitados comienzan a consumirse. Como resultado de la eliminación del cuerpo de partes musculares, algunas reservas de zinc y vitamina B6 también se pierden. En cierta etapa de este agotamiento constante de vitamina B6 y zinc, ocurren ciertos desórdenes mentales y neurológicos. En efecto, esto ocurre en enfermedades autoinmunes, incluyendo el lupus y la distrofia muscular.

El ejercicio hace que los músculos retengan más agua en sus reservas y prevengan el incremento de la concentración de la sangre que podría, de otra manera, dañar el revestimiento de las paredes de las venas.

El ejercicio disminuye el nivel de azúcar en los diabéticos y reduce sus necesidades de insulina o tabletas medicinales.

El ejercicio obliga al hígado a producir azúcar partiendo de la grasa almacenada o la grasa que está circulando junto a la sangre.

El ejercicio produce un incremento en la movilidad de las articulaciones en el cuerpo. Causa la creación de una intermitente succión dentro de las cavidades articulares. La fuerza de la aspiración produce la succión de agua dentro de las cavidades. El agua en las cavidades articulares lleva nutrientes disueltos a las células dentro del cartílago. Incrementando el contenido de agua del cartílago también contribuye a su lubricación y suaviza el roce producido por el movimiento deslizante entre los huesos de la articulación.

Los músculos de las piernas actúan como corazones secundarios. Por sus contracciones y relajamientos durante el tiempo en el que estamos de pié, los músculos de las piernas vencen la fuerza de gravedad. Ellos bombean dentro del sistema venoso la sangre que fue enviada a las piernas. Debido a los frenadores de presión y las unidireccionales válvulas en las venas, la sangre en las venas de las piernas es empujada hacia arriba en contra de la gravedad por las frecuentes contracciones de los músculos de las piernas. Así es como los músculos de las piernas actúan como corazones para el sistema de venas en el cuerpo. Este es uno de los valores del ejercicio que no mucha gente aprecia. Los músculos de las piernas también producen igualmente un efectivo flujo dentro del sistema linfático y hace que el edema de las piernas desaparezca.

El ejercicio fortalece los huesos del cuerpo y previene la osteoporosis.

El ejercicio incrementa la producción de todas las hormonas vitales, aumentando la líbido y mejorando la actividad sexual.

Una hora caminando producirá la activación de las enzimas

quemadoras de grasa que permanecerán activas durante 12 horas. Una caminata por la mañana y otra por la tarde mantendrán activas a esas enzimas todo el día y producirán una limpieza de los depósitos de colesterol en el sistema arterial.

El ejercicio mejorará la actividad operada por la adrenalina, del sistema del nervio simpático. La adrenalina también reducirá el exceso de secreción de histamina y como resultado, prevendrá los ataques de asma y reacciones alérgicas, si el cuerpo está totalmente hidratado.

El ejercicio incrementará la producción de endorfinas y encefalinas, el opio natural del cuerpo. Ellas producen la misma "excitación" que los adictos a las drogas tratan de alcanzar a través de sus abusivos consumos.

¿CUALES SON LAS MEJORES FORMAS DE EJERCICIO?

Ejercitar al cuerpo para su resistencia es mejor que ejercitarlo para velocidad o para producir una excesiva musculatura. Al seleccionar un ejercicio, se debe considerar alguno que sea valioso para toda la vida. Un corredor de largas distancias disfrutará el valor del ejercicio hasta su edad avanzada. Un velocista no correrá rápidamente cuando haga ejercicios en una etapa avanzada de la vida.

El mejor ejercicio del que uno puede beneficiarse incluso hasta la vejez sin causar daño a las articulaciones, es caminar. Otros ejercicios que incrementarán la resistencia personal son la natación, golf, ski, patinaje, escalar montañas, tenis, squash, ciclismo, tai chi, danzas y aerobismo. Al seleccionar un ejercicio se debe evaluar la habilidad para mantener activas a las enzimas quemadoras de grasa durante espacios prolongados. Las formas de ejercicios en el exterior son más beneficiosas para el cuerpo que las que se realizan en interiores. El cuerpo está mejor conectado a la "naturaleza".

Los cuatro vitales pasos para una mejor salud (Figura 16), el balance de sal y agua en el cuerpo, ejercitando la masa muscular del cuerpo, manteniendo una dieta diaria balanceada de proteínas y vegetales y evitar bebidas deshidratantes, son mostrados en la próxima página.

En esta etapa del libro, quiero informarle que una vasta mayoría de las medicinas usadas muy frecuentemente, son directa o indirectamente fuertes antihistamínicos. Las variedades más potentes son utilizadas en la disciplina psiquiátrica y en pacientes con depresión. Muchas de las drogas antidepresivas en el mercado son antihistamínicos, tantas que algunos gastroenterólogos utilizan esas drogas para el tratamiento de pacientes con úlcera, debido a que son más económicas. Hay muchas de ellas en el mercado y debido a la competencia, sus precios son menores que los agentes bloqueadores de H2, que han acorralado al mercado.

Esta información se suministra para indicar que la industria farmacéutica aprecia el significado de la actividad de la histamina en el cuerpo humano. Ellos no están aquí para informarnos sobre la función de la histamina en la regulación del agua en el cuerpo, son comerciantes interesados en vender sus productos. La próxima vez que su médico le recete un remedio, pregunte si tiene cualquier actividad antihistamínica. Las medicaciones anti-histamínicas afectarán severamente al sistema de inmunidad del cuerpo, hasta el nivel de la médula ósea.

Prevención y control de enfermedades

Tres Pasos Naturales

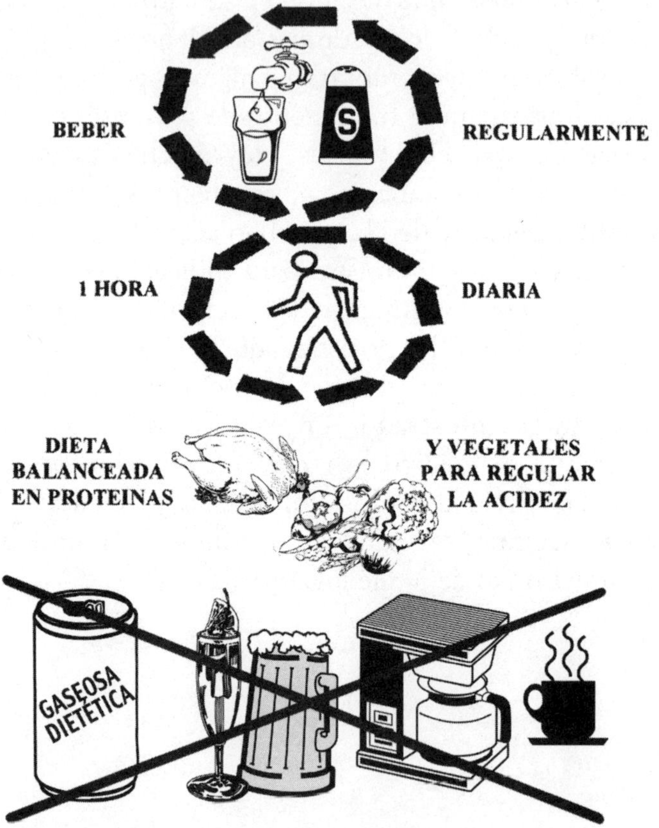

BEBER

REGULARMENTE

1 HORA

DIARIA

DIETA
BALANCEADA
EN PROTEINAS

Y VEGETALES
PARA REGULAR
LA ACIDEZ

GASEOSA
DIETETICA

Figura 16

CAPÍTULO 14

CALIDAD DEL AGUA POTABLE

Naturalmente, la calidad del agua potable es sumamente importante para la salud. El agua debe ser agua no solamente un trago. Los asmáticos deben observar atentamente estas instrucciones. El agua debe estar libre de químicos, particularmente cafeína y alcohol.

Por favor, tenga en mente que la cafeína y el alcohol son químicos tóxicos, drogas adictivas, en lo que respecta a las células del cuerpo humano. Es verdad que los productores de esos agentes tienen un irrestricto permiso de contaminar la buena calidad de agua con esos químicos tóxicos y venderlos al público, pero, tarde o temprano, el impacto perjudicial en la sociedad también serán el foco de atención como actualmente lo es la industria del tabaco.

Es mi sincera creencia, que muchos de los actuales problemas de la sociedad con mala salud pueden culparse a las técnicas de mercadeo y una incesante presión por parte de la industria de bebidas. Tienen la tendencia de cultivar los paladares de la gente joven hacia la selección y uso de sus productos, en lugar del agua que los cuerpos de esos jóvenes necesitan para desarrollarse natural y normalmente. ¡Una vez que los jóvenes, objetivos de la industria, se convierten en adictos a la cafeína, los habrán convertido en máquinas de dinero para el resto de sus acortadas vidas! El desafortunado resultado de la adicción a la cafeína es el efecto estimulante que fuerza luego a algunos niños a experimentar con drogas más potentes.

Permítame repetir. La cafeína es un diurético natural. Fuerza la evacuación de más agua del cuerpo de la que está contenida en la bebida cafeinada. La cafeína también actúa directamente en las neuronas y las fuerza a utilizar algo de sus críticas reservas de energías en actividades triviales y caprichosas. Reduce el activador que inicia las acciones en las células que, de otra manera, se mantendrían quietas hasta que un nuevo compromiso sea necesario. La suma total del efecto de la cafeína en el cerebro es el agotamiento de energía. La cafeína si es consumida en forma repetida, eventualmente deja al cerebro exhausto. Cuando el cerebro necesita de las reservas de energía para enfrentar una crisis, será mucho menos efectivo debido a su agotamiento de energía y depresión. El efecto del agotamiento de las reservas de energía, debido al efecto de la cafeína en el cerebro, es una de las principales causas del Desorden por Déficit de Atención (ADD).

La cafeína tiene otro efecto perjudicial en el cerebro, que debe ser considerado como el segundo mayor impacto, que fuerza al cerebro en la dirección de alcanzar un estado de ADD. El cerebro mantiene sus reservas de energías para enfrentar nuevas confrontaciones, experiencias, peligros y excitantes nuevas ideas. Asi es como aprende selectivamente a partir de nuevas experiencias. La cafeína no solamente agota las fuentes del cerebro que almacenan energías, también inhibe el sistema de las enzimas iniciadas por el PD (fosfodiesterasa). La actividad del sistema PD es un paso vital en la dirección de producción de memoria por las neuronas.

Todas las semillas que están diseñadas para crear la próxima generación de la planta contienen, en la capa que las cubre, algún químico para rechazar a los depredadores de alimentos, tales como hormigas y abejas, antes que se coman las enriquecidas proteínas de las semillas con anterioridad a su brote, creando una nueva planta. De otra manera, esas plantas se hubiesen extinguido. Legumbres como las lentejas, arvejas y porotos verdes poseen un químico llamado CCK chol-e-cysto-kinin (colecistokinina), la cual es una enzima inhibidora de la digestión y causa una forma de indigestión en el sistema de los depredadores que comen las semillas. Produce gases en los humanos que comen lentejas sin empaparlas bien y sacarles la piel, o hervirlas brevemente primero, lavarlas bien y luego hirviéndolas bien por segunda vez hasta que estén cocinadas. Esta es la forma en que estas legumbres pueden normalmente producir indigestión. Libérese del CCK.

La cafeína es *naturalmente diseñada para causar estupefacción al cerebro*. La cafeína es utilizada en una gran cantidad de plantas como un armamento contra los depredadores de los nervios. La planta de café produce cafeína en sus semillas para auto-protegerse. La cafeína inhibe el sistema nervioso y los mecanismos de la memoria y cadenas de apetitos en sus depredadoras de tal forma que ellos pierden el ingenio y el arte de camuflarse, son menos alertas, automáticamente menos reaccionarios y por lo tanto menos hábiles para protegerse a sí mismos. Se convierten en fáciles presas para sus propios depredadores. Ese es el porqué las plantas de café están plagadas en general, por algunos insectos que la mayoría de otras plantas, durante su período de crecimiento. Los insectos saben bien que es lo que deben comer. Pero nosotros los humanos consumimos la cafeína contenida en las semillas de café, lo preparamos de acuerdo a la concentración que nos gusta y consumimos los químicos venenosos de la planta como una bebida que induce al placer. Esta es la razón por la que muchos niños en las escuelas de América tienen problemas para leer y estudiar. Sin perjuicio de todo el dinero que se gaste en su educación, el promedio de ellos está muy por debajo de niños en sociedades menos privilegiadas.

La industria de bebidas crece y prospera con las propiedades adictivas de la cafeína. Un informe publicado en la revista The Nation, el 27 de abril de 1998, decía: Los estimados más conservadores tienen a los niños y adolescentes bebiendo incesantemente más de 2,200 litros de gaseosas por año, una cantidad que se ha triplicado para los adolescentes desde 1978, duplicado en el segmento de 6-12, incrementado en un cuarto en los menores de 5 años (tomado del estudio de 1994 por el Departamento de Agricultura). Esto confirma lo que he escrito en otra parte del libro. Es también interesante notar que el incremento en el consumo de gaseosas por infantes de menos de 5 años es, muy probablemente, la razón del porqué el promedio de episodios de asma en ese grupo se triplicó entre 1980 y 1994.

Las industrias de bebidas recientemente han seleccionado los nombres de nuevas marcas Surge, Zapped, Full Speed, Outburst, Josta, adicionadas con cafeína e hierbas estimulantes, el guaraná, que exageran el primitivo poder de su diseño para atraer a los niños y adolescentes a consumir más y más gaseosas. Las latas de 250 cc de gaseosas que contienen grandes cantidades de cafeína incluyen a Jolt con 72 mg., XTC con 70 mg., Pepsi-Cola Josta con 58 mg. y Coca-Cola Surge con 51 mg. Y usted obtiene una doble dosis cuando compra una botella de medio litro.

En las escuelas, los niños frecuentemente beben gaseosas en lugar de leche y las escuelas ganan con las ventas de esas bebidas que producen adicción. Ofrecen regularmente latas de gaseosas de 250 cc, con Mountain Dew conteniendo 55 mg de cafeína por lata, Coca-Cola con 45 mg., Sunkist con 40 mg. y Pepsi-Cola con 37 mg.

Los mayores consumen demasiado café y los bares crecen como hongos. Se dice que una taza de 250 cc con el café regular de Starbucks contiene 190 mg de cafeína.

Es mi opinión profesional, que la cafeína en sí misma, tiene todos los efectos detrimentes en las neuronas para producir el tipo de fisiología cerebral de los estímulos recibidos desde el exterior. Adicionalmente, la deshidratación causada por la extensiva ingesta de cafeína, produce diferentes problemas en la salud, devastadores y a temprana edad. Entre los síntomas estarán el asma y las alergias. Por lo tanto, mi procedimiento para tratar al asma excluye cualquier forma de bebidas conteniendo cafeína, hasta que el cuerpo se haya recuperado de los pocos saludables efectos secundarios producidos por la cafeína, particularmente en las funciones cerebrales.

ENFERMEDADES POR EL AZÚCAR ARTIFICIAL

Una de las falacias que la sociedad debe corregir es la presunción de que el cerebro humano puede ser engañado para hacer cosas que están en contra de su propia inteligencia. La falsedad que ha tenido un impacto devastador en nuestra sociedad es la introducción de edulcorantes artificiales para mejorar el sabor de comidas y bebidas sin el contenido energético del azúcar natural a la cual el paladar está acostumbrado. Al no darnos cuenta que el cerebro es una muy sensible computadora que tabula el contenido de energía de cualquier dulce en sus comandos y control de funciones, pensamos que podemos engañarlo dándole dulces sin los acostumbrados valores alimenticios. ¡Si esos son sus pensamientos, únicamente se está engañando a sí mismo, no a su cerebro! Usted está informando mal a su mente consciente y produciendo una ruptura entre su interno diseño natural y la inteligencia instalada en su cerebro.

Los niveles de azúcar en la sangre están constantemente monitoreados y ajustados, de acuerdo a las reglas de la oferta y demanda establecida en cada cuerpo. Cuando usted estimula las papilas del gusto con dulces, el cerebro asume que es azúcar real y calcula la cantidad de energía que ha ingresado en el cuerpo. Si la cantidad de dulce que ha ingresado al sistema va a resentir a los niveles prefijados, el hígado es instruido a cambiar su función de producción de azúcar al de almacenamiento de azúcar. Aquí es donde empiezan los incontrolados efectos de los dulces falsos en la fisiología del cuerpo. El hígado comienza a barrer el azúcar circulante de la circulación sanguínea, pensando que ingresará más desde los intestinos. ¡Desde que la prometida azúcar para mantener los niveles normales en la circulación sanguínea no aparecen, los niveles de azúcar existentes comienzan a disminuir. ¡Aquí es cuando comienza el pánico!

¡La química cerebral de alguien en estado de pánico por la falta de dulce obligará a la persona a conseguir comida y comer más de lo normal, inclusive poco después de haber comido! Algunas personas que están decididas a reducir su peso deben combatir la urgencia de comer y conseguir otra gaseosa, exactamente lo que la industria de bebidas quiere que haga la gente. ¡De ahí el aumento en las ventas de gaseosas a personas que estan enormemente gordas! No menos del 30% de la población norteamericana está excedida de peso.

El aspartamo, utilizado en más de 5.000 productos alimenticios, es considerado como el responsable de muchos efectos adversos en el cuerpo humano, distintos a los problemas de peso que ya he mencionado. El Dr. H.J. Roberts, F.A.C.P., F.C.C.P., ha identificado un número de problemas de salud causados por el aspartamo y los llama enfermedad del aspartamo. Él piensa que todos los problemas atribuidos a los implantes de siliconas en los senos, que causaron la quiebra de Dow Corning, fueron de hecho, síntomas superpuestos que él ha observado en 1.200 casos en mujeres de su base de datos, sobre la toxicidad del aspartamo.

En su libro, Implantes de Senos o Aspartamo (NutraSweet®) ISBN 1-884243-10-X, el identifica los problemas de salud, tales como dolores de cabeza, mareos, confusión, pérdida de memoria Alzheimer, insomnio, fatiga crónica, hipoglucemia, dolores articulares, pérdida de cabello, picazones, como problemas reproducibles que pueden ser causados por el aspartamo. Ha escrito varios artículos y libros sobre este tópico.

En un ampliamente difundido artículo de Nancy Markle, ella manifiesta que también en la Guerra del Golfo el "síndrome de los veteranos" con mala salud se puede culpar a la toxicidad del aspartamo, causado por la exposición de las reservas de gaseosas dietéticas en los destacamentos militares al excesivo calor del desierto. El calor de más de 30 grados puede causar la descomposición del edulcorante y producir elementos neurotóxicos, alcohol metílico, formaldehido y ácido fórmico. El calor del desierto en Arabia Saudita y Kuwait regularmente alcanzan cerca de los 60 grados centígrados.

Aquellos de ustedes que me hayan leído, o escucharon mis conferencias, saben que también he sido un fuerte opositor al uso de edulcorantes artificiales por la misma razón. Recuerde, edulcorantes artificiales, aspartamo en particular, son peligrosos, pueden producir una gran cantidad de enfermedades, incluyendo cáncer de vejiga, pecho y posiblemente de próstata, como también tumores cerebrales. No se tome este comentario ligeramente.

OTRAS CALIDADES DEL AGUA POTABLE

El agua también debe estar limpia de metales tóxicos, bacterias y parásitos contaminantes. Desafortunadamente, en países industrializados, el efecto devastador de volcar deshechos químicos y tóxicos en los ríos y lagos, no es totalmente valorado. Como resultado de esta descuidada indiferencia, muchas de las fuentes de agua potable se han contaminado. Este problema es adicional al de la antigüedad de las cañerías, que fueron instaladas en áreas urbanas, hace ya varias décadas. Estas ahora han coleccionado varias capas de depósitos. Otros problemas se presentan por la falta de adecuación en el filtrado del agua y plantas de tratamiento que no son iguales a los procedimientos modernos de filtrado en algunas de las ciudades más importantes.

Aunque la cloración del agua es adecuada contra las bacterias y contaminantes amébidos, el bajo, normal y aceptable nivel de cloro, no es totalmente efectivo contra fuertes contaminaciones de criptosporidium y posiblemente, giardia. Esos parásitos pueden causar problemas de salud en algunas personas cuando el agua está excesivamente contaminada y el sistema de inmunidad de la persona está naturalmente suprimido. Afortunadamente, el criptosporidium aparenta ser un problema que aparece únicamente donde se producen grandes cantidades de lluvias. El agua sobre la tierra, luego de fuertes lluvias, arrastra en grandes cantidades a los parásitos de los animales, desde los campos a los ríos que son la fuente del agua potable en las ciudades importantes. Esa es la razón por la cual, cuando allí hay más parásitos en el agua, ésta debe ser más clorada.

Este problema alcanzó una magnitud nacional cuando afectó algunas partes de Minnesota, la ciudad de Washington, D.C. y partes del norte de Virginia que es donde yo vivo. Ese problema surgió por ineficiencias en los procedimientos de prueba. Las autoridades del agua ahora son más cuidadosas y hacen las pruebas en las plantas de agua con mayor frecuencia y mucho más cuidadosamente. El problema parece tener menos peligro que el que ha sido presentado en los medios, que aparentan beneficiarse cuando la gente está alarmada. Parece que el criptosporidium solamente puede causar enfermedades en aquellos cuyos sistemas de inmunidad no estén funcionando bien, de otra manera el sistema de inmunidad en el cuerpo humano puede fácilmente matar y eliminar los parásitos en situaciones y circunstancias normales.

La cloración y fluoración del agua son dos temas muy delicados. El cloro aparenta ser ofensivo para la mayoría de las personas por su olor y su gusto en el agua. El flúor es agregado al agua para prevenir las caries en los niños. Hay un movimiento para detener la fluoración del agua porque se la culpa por las deformidades en los dientes y encías en algunas personas. También está clasificada como un carcinógeno potencial. Oponiéndose a ese grupo, hay algunos científicos que han demostrado que el flúor ayuda a incrementar la densidad de los huesos en gente con osteoporosis. En recientes investigaciones moleculares sobre la ingesta de flúor por las células del cuerpo, se ha demostrado que el flúor es solamente absorbido por las células que ya están dañadas; las células que funcionan normalmente no concentran flúor dentro de ellas. Esta investigación indica que no es el flúor lo que causa el daño celular y que la concentración de flúor en el interior de las células es un hecho posterior al daño.

Por favor, tenga en mente que el cloro y su acción de matar bacterias es el más grande regalo que nos han hecho en estos tiempos. Sin cloro, la gente moriría por millones debido a devastadoras infecciones tales como cólera, salmonella y muchas más. Usted debe pensar en el cloro con gratitud. Si encuentra que su olor es molesto, deje que el agua se mantenga por media hora en una jarra abierta. Debido a que el cloro es un gas natural, se evaporará y el agua será más dulce y no tendrá olor. Básicamente, si usted es sensible al olor del cloro, no deberá beber agua directamente de la canilla sin dejarla descansar durante un rato. Este es el motivo por el cual los restaurantes sirven agua, dejándola reposar un rato en jarras antes de servirla. Puede segura y fácilmente beber esa agua sin tener que pagar por agua embotellada de marca. No debe dejar que su cuerpo se prive de agua debido al cloro que contiene. Puede eliminar el cloro muy fácilmente.

Paul González es el animador de un programa de radio con la United Broadcast Network que pone en el aire su programa en la frecuencia 110 en toda norteamérica y también por Internet al resto del mundo. Estuve en su programa varias veces. Durante una de mis entrevistas, el 30 de Noviembre de 1998, el Sr. González anunció el resultado de un experimento hecho con el agua de la canilla, un experimento que sugerí en la edición anterior de mi libro sobre los *Muchos Clamores de su Cuerpo por el Agua*. Dejó que el agua de la canilla descansara un rato en una jarra. Luego juntó algunas botellas vacías elegantes, las llenó con agua de la canilla y le ofreció esa agua a sus visitantes. Sin ninguna excepción, sus amigos estaban agradecidos por el sabor del agua embotellada. Cuando les dijo que estaban bebiendo agua ordinaria de la canilla, que había dejado descansar durante unos minutos, ninguno de ellos lo podía creer. No podían imaginarse como tan fácilmente el olor a cloro había desaparecido, dejando al agua con un sabor a limpio y dulce.

El alto contenido de minerales no debe ser un tema especial. Si el agua contiene más mineral de calcio, será más ayuda de lo que usted piensa una buena fuente de el ya disuelto calcio. Investigaciones han demostrado que el alto contenido de calcio en el agua potable no necesariamente produce más piedras en los riñones.

Si usted está preocupado por la calidad del agua en su zona y allí existe la posibilidad que pueda contener metales tóxicos como el plomo, mercurio, cadmio, mucho hierro o aluminio, deberá buscar una fuente alternativa para abastecerse. Una prudente alternativa es el adosar un filtro de carbón a la canilla de su cocina. Luego del costo inicial de aproximadamente US$ 150 dólares por la unidad filtrante, no le costará más de US$ 35 dólares por año cambiar el cartucho del filtro. Cada filtro de carbón puede producir más de 20.000 litros de agua de buena calidad para beber, por lo cual cada cuatro litros su costo será menos de US$ .08 centavos. Teniendo su propia fuente de agua segura y de buena calidad, su cuerpo no se deshidratará debido a que a usted no le gusta el sabor del agua de la canilla. Filtros con sólidos carbones remueven todos los metales tóxicos, químicos, cloro, algo de flúor, bacterias, giardia y criptosporidium.

En un futuro no muy lejano, puedo predecir que la mayoría de los hogares estarán equipados con una unidad de filtrado de aguas. No será práctico para los gobiernos locales la provisión de un 100% de agua potable de alta calidad a través de los sistemas municipales de agua cuando no más del 5% de esa agua es utilizada para beberla y cocinar con ella. Empezarán a legislar para

obtener menores niveles de calidad del agua que serán propor-
cionadas con mayores costos a los actuales.

Si usted tiene un pozo, sin importar lo seguro que usted se
sienta sobre la calidad del agua, debe hacerla analizar periódica-
mente, incorporándole frecuentemente cloro para prevenir el
crecimiento de bacterias y hongos en el agua estancada. Rutina-
riamente debe verificar el estanque de su pozo por el agua de la
superficie que se infiltra en él. El agua de la superficie que se
infiltra en el pozo puede contaminar su agua con parásitos de los
animales. El mayor culpable es giardia. Para propósitos de lavado
y para prevenir quemaduras del cloro en su piel, es aconsejable
anexar el filtro del cloro en la ducha de su baño. El agua de ese
filtro no es segura de beber.

Unas pocas marcas comerciales de agua han sido recientemente
presentadas, con aparentes explicaciones científicas sobre las
formas específicas de como han sido "manufacturadas" y me han
incitado a clarificar los siguientes puntos:

Los efectos fisiológicos correctivos del agua de la "canilla", en
alguna de las condiciones explicadas en este libro, están siendo
atribuidos a marcas especialmente preparadas de "aguas estruc-
turadas", que se ofrecen en venta. Como ya lo he explicado, el
agua tiene muchas propiedades. Tiene especiales características
en sus membranas y dentro de las células del cuerpo.

Sin embargo, si simulamos esas características fuera del
cuerpo, eso no significará que el agua pasará dentro de las células
del cuerpo con las mismas características. De hecho, los filtros de
las membranas celulares, separan al agua de sus contenidos
sólidos y los libera de otros materiales disueltos, para producir
una utilizable, libre y activa agua, antes que la misma ingrese en
las células. Ha desarrollado el sistema que las moléculas del agua
tienen, para estar en un archivo individual, antes que puedan
pasar a través de las membranas. El agua se dispersa dentro de la
célula, con un ritmo de 10,3 centímetros por segundo. Las substancias disueltas quedan detrás y su entrada dentro de las células
estan reguladas por materiales específicos, del sofisticado sistema
de transporte. Así es como el cuerpo sobrevive. El crea su propia
"uniformidad de presentación", con los factores que constante-

mente están cambiando el medio ambiente. Por favor, no se deje impresionar por títulos y lenguajes confusos. Comience a pensar, antes de aceptar aparentes explicaciones científicas, que han sido diseñadas para venderle el producto.

EL SISTEMA DEL CUIDADO DE LA SALUD Y NUESTRAS RESPONSABILIDADES

Si usted ha sufrido debido a la aplicación de la "ignorancia médica" a los tempranos llamados de su cuerpo por agua, se impone la responsabilidad del médico que lo atendió para su regreso a la salud, suprimiendo los medicamentos para el tratamiento de la deshidratación crónica de su cuerpo. Debe asegurarse que su médico sea consciente de la información sobre el metabolismo del agua y las demás señales del cuerpo pidiendo agua, cuando la deshidratación comienza a alterar la fisiología del cuerpo. Su médico es responsable por usted y por serlo, necesita estar informado. Es suya la responsabilidad de ayudarlo a conocer el cambio de paradigma. Es ahora también su responsabilidad la de ayudar a cambiar el sistema de asistencia médica para que trabaje para usted y no para los objetivos políticos y comerciales de sus administradores.

Será necesario aprobar la legislación excluyendo a la deshidratación como un agente que ocasiona procesos patológicos antes que se realicen procedimientos farmacéuticos o invasivos. La evaluación de las drogas como última opción en los procedimientos del tratamiento debe ser llevada a cabo únicamente luego que los pacientes estén totalmente hidratados y varios días después de haber comenzado con las pruebas. ¡Después de todo, el agua utilizada al tomar una píldora es inmediatamente más efectiva en una persona deshidratada que la composición química de la píldora! Yo he explicado que el efecto "placebo" visto en las pruebas con drogas es muy probablemente el resultado de algunas correcciones por la no reconocida deshidratación como factor contribuyente en la producción de enfermedades. Usted ahora está en el "campo de batalla". Deberá utilizar su conocimiento para beneficio de la humanidad y tratar de hacer conocer el cambio de paradigma sobre el metabolismo del agua en el cuerpo como una práctica diaria en medicina.

AHORROS DE GASTOS PARA LA NACIÓN

El cambio de paradigma en medicina, como ha sido expuesto, cuando sea totalmente aceptado y practicado ahorrará largas porciones de los enormes e innecesarios gastos en salud y de la sociedad. La hipertensión y los desórdenes cardiovasculares asociados, le están costando anualmente a la nación más de 100 billones de dólares. El dolor de espalda significa 80 billones de dólares por año en pérdidas para la sociedad. La enfermedad reumatoidea en las articulaciones afecta a 20 millones de personas mayores y le está costando a la nación varias decenas de billones anuales, para mencionar solamente algunas pocas enfermedades. De los aproximadamente 850 billones de dólares en costos para el cuidado de la salud en 1992, solamente, cerca del 50 o 60 por ciento muy probablemente se gastaron como resultado de primitivos errores sobre la deshidratación crónica y el sistema asociado de señales que pueden ser interpretados como los principales indicadores de la sed del cuerpo.

Una simple corrección de este error, que lleva tanto tiempo, puede revertir el déficit presupuestario de la nación. En todo caso, el cambio de paradigma también producirá una sociedad mucho más saludable. Se estima que el ascendente costo de los cuidados de salud en esta sociedad alcanzará 1.6 trillones de dólares para el año 2000 y se incrementará al 28 por ciento del Producto Bruto Nacional en el año 2010. Con semejantes aumentos en los gastos, no menos de 50 millones de personas no podrán pagar los aumentos en los seguros de salud y se verán privados de una adecuada cobertura. El cambio de paradigma revertirá esta tendencia en espiral de "no hay solución a la vista" en los gastos en salud.

Lo invito a compartir la información de este libro con sus familiares y amigos. Les estará haciendo un favor. Respondiendo positivamente a esta invitación estará al mismo tiempo ayudando a su país a reducir los costos de salud, en un 60 por ciento. Es criminal que en el Siglo XXI, los cuerpos sedientos de agua sigan siendo tratados con lentos venenos.

Tengo una solicitud. Si la información de este libro lo ayuda, por favor, escríbame una nota sobre su particular condición y cómo lo ayudó el incrementar el consumo de agua. Debemos documentar la mayor cantidad de información posible sobre la deshidratación crónica. Es una ciencia muy joven. Necesita ser desarrollada con las opiniones de todos los que hayan probado esta información. Su participación le ahorrará a otros, con problemas similares, sufrimientos innecesarios por lo que puede provocar la localizada deshidratación sin que se la pueda identificar. Como las cartas impresas en este libro, sus comentarios pueden iluminar el camino de otros, en el futuro.

FINALMENTE

Basado en el anterior acercamiento fisiológico a las emergencias por enfermedades, ahora es posible tomar una resuelta posición para acabar con aquellas producidas por la deshidratación sobre el planeta, dentro de dos décadas. El público debe exigir el cambio de paradigma y adoptar el nuevo paradigma por sí mismos para liberar a la humanidad de todos los errores "científicos" perpetuados por negocios motivados en ganancias, que se han expandido dentro del sistema de cuidados de la salud. Mis colegas en la profesión médica similarmente deben detener el tratamiento de las señales de deshidratación del cuerpo con el uso indiscriminado de productos farmacéuticos o procedimientos invasivos.

En 1990, al presidente y a todos los miembros del directorio de la Asociación Médica Americana se les envió una invitación de la Fundación para la Medicina Simplificada con el fin de compartir la información proporcionada del cambio de paradigma sobre el metabolismo del agua en el cuerpo con sus colegas médicos activos. La carta de invitación fue posteriormente publicada en la edición de 1991 de Ciencia en la Medicina Simplificada. También se la presenta en las siguientes páginas con la posterior correspondencia con AMA. Ahora tiene información sobre las acciones realizadas para traerle a usted mis descubrimientos sobre la deshidratación crónica, a través de los miembros de AMA.

Esta es una invitación que usted forzosamente **debe** extender a su médico personal y administradores de los cuidados de salud en nuestra sociedad. Hay disponible, hoy en día, información científica más que suficiente, que permitirá demandar el necesario cambio en la presente estructura del sistema de cuidados de la salud. Por favor, no sea indiferente al dolor y sufrimiento de los demás. Adopte la resuelta posición de parar el presente desastre en contra de aquellos que todavía no saben que la deshidratación crónica es la causa principal de las enfermedades degenerativas del cuerpo humano. Usted podrá ver, al elegir mantenerse en silencio sobre el descubrimiento por el cual el cuerpo humano tiene una variedad de sofisticadas señales, que la AMA ha convertido su básica ignorancia sobre este hecho, en un "sofisticado operativo" contra el público. Las cartas que se publican en las siguientes páginas parecen apuntar en esa dirección.

CORRESPONDENCIA

C. John Tupper, M.D.
Presidente
American Medical Association
535 North Dearborn Street
Chicago, IL 60610

24 de julio de 1990

Estimado Dr. Tupper:

La presente situación de la medicina clínica aparenta recibir muchas críticas provenientes, no de las necesidades del cuidado de la salud, sino de la insatisfacción del público y de los contribuyentes que deben resistir a los aumentos en espiral de los costos del cuidado de la salud. El artículo de Kathryn Welling del 11 de junio en BARRON´S mayormente refleja el problema frente a un deprimente futuro. La situación no necesita ser abismalmente desesperada. Todo lo que se necesita para reestructurar la aparente inútil situación a una abundantemente esperanzadora y llena de posibilidades, basadas en la ciencia, es un simple cambio de paradigma con el básico entendimiento de la fisiología del cuerpo humano y su aplicación en la práctica de la clínica médica. Los puntos más sobresalientes del cambio de paradigma son los siguientes.

El cuerpo humano tiene un grave problema con la regulación normal de su agua, causada por una pérdida gradual de la sensación de sed. Este problema es confrontado con asiduidad en la práctica clínica por lo cual no necesita explicación. Sin embargo, la Editorial de The Lancet, del 3 de noviembre de 1984 y el artículo del 20 de Septiembre de 1984 por Paddy Phillips se anexan para remover cualquier duda sobre el tema. Si el agua es importante para el cuerpo humano, también su pérdida debe dejar algunas huellas que necesiten aclararse. ¡Con la existencia de ese estado producido por la privación de agua, sin una completa atención al complejo sistema primario de beberla y el sistema de distribución del cuerpo, para que químicamente sea manipulada con los reguladores individuales de agua dentro del mismo sistema, no estará en el interés de las personas que están siendo tratadas clínicamente, más aún cuando esos sistemas se ponen abiertamente a producir señales!

El resumen publicado de mi presentación sobre el neurotransmisor histamina y el contenido de mi publicación, Ciencia en la Medicina Simplificada, intentan cubrir algunos de los detalles propuestos en la exposición precedente. Como un colega bien dispuesto, lo invito a tomar una cuidadosa mirada al ya expuesto cambio de paradigma. También, desde la posición de liderazgo y confianza que sus colegas profesionales en actividad le han concedido, invítelos a estudiar el cambio de paradigma y a que lo apliquen al cuidado de los pacientes. Mis estudios clínicos y teóricos muestran que el cambio de paradigma, partiendo de una atención científica total dirigida a las partículas solubles en el cuerpo y al estudio de los disturbios en los diferentes sistemas causados por la producción de señales de la mala regulación del metabolismo solvente, facilitará el camino para el desarrollo de muchas soluciones efectivas a los mayores problemas del cuidado de salud de la sociedad.

El paradigma actualmente vigente, que permite a los médicos tratar equivocadamente las señales de una simple deficiencia de agua en el cuerpo y sus proyecciones en necesarios cócteles de productos farmacéuticos, es inadecuado para enfrentar las necesidades y los problemas de los enfermos crónicamente deshidratados. No es muy prestigioso tampoco para los médicos clínicos. Además, es una absurda desventaja de la sociedad en la cual todos tratamos de vivir sin el temor de quedarnos sin recursos, debido a los resultados compuestos de un elemental error heredado en la ciencia de la fisiología. ¡El momento de actuar y cambiar la tendencia es ahora, sí un cambio ordenado de paradigma es profesionalmente deseable! El tiempo consumido por el silencio, vacilaciones, complacencia o también rechazo emocional al cambio de paradigma por los profesionales de la práctica clínica y posiciones para dictar políticas, solamente invitarán, en el futuro cercano, a una venenosa y maliciosa crítica del público.

Espero que mi serio entusiasmo al invitar colegas para que adopten el cambio de paradigma sea el reflejo profesional de un sincero futuro mejor. Se aprecia que un cambio ordenado es muy conveniente. Sin embargo, sobre la base de la información científica generada, esta Fundación no considera la continuidad del status quo en la práctica médica para el mejor interés de la sociedad. Por lo tanto, lo invitamos a comenzar a establecer un programa para la evaluación y adopción de nuestro expuesto cambio de paradigma por los miembros de la Asociación Médica Americana.

Con los mejores deseos de éxito en la concreción de nuevas posibilidades para enfrentar las necesidades del cuidado de salud de la sociedad, a través del cambio de paradigma basado en la ciencia.

Sinceramente,

F. Batmanghelidj.
Fundación para la Medicina Simplificada

Copia:
Otros Oficiales y Miembros del Directorio de AMA
Senador Prior, Comité Especial sobre Envejecimiento
Dr. Louis Sullivan, Comité para el conocimiento Público de la Fundación

Anexos:
Artículo editorial de Kathryn M. Welling publicado en BARRON's
Editorial de Lancet, 3 de Noviembre de 1984
Artículo de Paddy A. Phillips y otros
Periódico del 20 de septiembre de 1984 del New England Journal of Medicine
Resumen de, La neurotransmisora histamina: Un Punto de Vista Alternativo,
Ciencia en la Medicina Simplificada, Volumen 1, abril 1990

A continuación está el texto de la carta del Dr. C. John Tupper, M.D., Presidente de la AMA.

Membrete de la AMA

28 de agosto de 1990

F. Batmanghelidj, M.D.
Fundación para la Medicina Simplificada
P.O.Box 3267
Falls Church, VA 22043

Estimado Dr. Batmanghelidj:

En respuesta a su carta del 24 de julio en la cual usted presenta sus conceptos sobre la regulación del agua y los problemas asociados en el cuerpo por la deficiencia de agua, particularmente en los ancianos. Compartiré esa información con los miembros de nuestro personal.

Gracias por mantenernos informados sobre sus actividades.

Sinceramente,

C. John Tupper, M.D.

CJT-cc

No pienso que la carta demuestre sinceridad con la causa del avance médico. He decidido publicar mi carta al Dr. Tupper y su respuesta en el Periódico de la Fundación y enviar copia del Periódico con la siguiente carta al Dr. Ring, luego elegido presidente de AMA.

FUNDACIÓN PARA LA MEDICINA SIMPLIFICADA
INSTITUCIÓN MÉDICA DE INVESTIGACIÓN

P.O. BOX 3267 FALLS CHURCH VA 22043 U.S.A.
Teléfono 703 448 7524

John J. Ring, M.D.
Presidente
American Medical Association
535 North Dearborn Street
Chicago, ILL 60610

21 de Agosto de 1991

Estimado Dr. Ring:

Tengo el placer de enviarle copia de la edición de 1991 de Ciencia en Medicina Simplificada (SMS). En 1990, invitamos a la Asociación Médica Americana para comenzar a evaluar nuestro expuesto cambio de paradigma en la investigación aplicada, en humanos. Encontramos la respuesta del Dr.Tupper, entonces Presidente de AMA, sin compromiso, evasiva y sin substancia. Hemos decidido publicar el texto de la carta de invitación y su respuesta en la edición de 1991 de SMS. Está ahora registrado el hecho de que, a través de un cambio de paradigma, estamos presentando a la AMA, una solución basada en la ciencia para algunos de los problemas de salud de la sociedad. La AMA es un cuerpo calificado de gente cuya función es encontrar caminos simples para curar las enfermedades. A partir de ahora, está en usted justificar las razones por las cuales la AMA falló en investigar y mostrar las posibles simples soluciones para los problemas de salud, que la evaluación del cambio de paradigma puede ofrecer al público, público que está desesperadamente necesitado de un mejor y más económico sistema para el cuidado de su salud y nosotros en la profesión médica hemos prestado juramento para proporcionarla.

Sinceramente,

F. Batmanghelidj.

Recibí la siguiente carta del Dr. Roy Schwarz con membrete de AMA.

American Medical Association
Médicos dedicados a la Salud de América

M. Roy Schwarz, MD
Vicepresidente Ejecutivo,
Educación Médica y Ciencia

11 de Septiembre de 1991

F. Batmanghelidj, M.D.
Fundación para la Medicina Simplificada
P.O.Box 3267
Falls Church, VA 22043

Estimado Dr. Batmanghelidj:

Muchas gracias por su carta del 21 de agosto de 1991 que fuera enviada a John J. Ring, MD. Le remitiré el periódico que usted incluyó, "Ciencia en la Medicina Simplificada," al apropiado personal científico aquí en la Asociación Médica Americana (AMA). La AMA aprecia ser informada por sus esfuerzos.

Sinceramente,

M. Schwarz, MD

Demás esta decir, nada se ha hecho para prevenir el uso de químicos para el tratamiento de la deshidratación crónica en el cuerpo humano. Hasta que la gente no empiece a mostrar sus grandes objeciones a la continuación de este "operativo", la sociedad continuará sufriendo de mala salud y además, quedará financieramente quebrada.

BIBLIOGRAFÍA

Referencias de: F. Batmanghelidj: "¿Es la Proteína Receptora de la membrana de la célula regulada hacia abajo también un fenómeno Hidrodinámico?" y La Ciencia en Medicina Simplificada, Vol. 2, Junio de 1991, son las principales bibliografías consultadas en este libro. Este artículo procura presentar algunos aspectos de los daños a largo plazo por una deshidratación establecida y creciente en el cuerpo humano. El contenido de este libro se refleja en estos y cientos de otros artículos. Estos artículos pueden ser usados más coherentemente y coincidir en un modelo, a la luz del cambio del paradigma, en el fondo del cual hay observaciones clínicas muy profundas.

1) Batmanghelidj F; El Dolor, una necesidad para el cambio del Paradigma; Investigación Anticancer, Vol. 7, No. 5B, Págs.971-990, Sep.–Oct. 1987.

2) Editorial; La sed y la Osmoregulación en los ancianos; Págs.1017-1018, Lancet, Noviembre de 1984.

3) Oteen B, Lundgren BK, Isaacson B; Hidratación en los ancianos; Pág.101 Lancet, Ene.12 1985.

4) Phillips PA, Rolls BJ, Ledingham JGG, Foorsling ML, Morton JJ Crowe MJ y Wollner L; Reducción de la sed en los ancianos por restricción de agua; The New England Journal of Medicine, Págs.753-759, Vol. 311, No 12, Sep. 20, 1984.

5) Bruce A, Anderson M, Arvidsson B, e Isakksson B; Composición del cuerpo. Predicción del contenido normal de potasio en el cuerpo, Agua y grasa en el cuerpo de los adultos en base a la altura, Peso y Edad; Scand. J. Clin. Lab. Invest. 40, 461-473, 1980

6) Humes HD; Desórdenes en el Metabolismo del Agua; Fluidos y Electrolitos, Eds.Kokko y Tannen, Saunders, Págs. 118-149, 1986.

7) Katchalski-Katzir E; Cambio conformacional en las Macromoléculas; Bioreología, 21, Págs. 57-74, 1984

8) Srivastava DK y Bernhard SA; Interacción de la Enzima-Enzima y La Regulación de la Sendas de las Reacciones Metabólicas; Tópicos Actuales en La Regulación de la Célula., Vol.28, Págs. 1-68, 1986.

9) Rimon G, Hanski E, Braun S y Levitzki A; Modo de cópula entre las hormonas receptoras y Adenilato Ciclasa descubierta por la Modulación de la Fluidez de la Membrana; Nature, Vol. 276,Págs. 396, 23 Nov. 1978.

10) Hanski E, Rimon G y Levitzki A; Activación del Adenilato Ciclasa por los Receptores Beta-Adrenérgicos como un Proceso de Difusión-controlado; Sociedad Química Americana, Vol.. 18, No.5, Págs. 846-853, 1979.

11) Ross EM y Gilman AG; Las Propiedades Bioquímicas de la Hormona Sensitiva Adenilato Ciclasa; Ann. Rev. Biochem, 49, 533-564,1980.

12) Wiggins PM; Un mecanismo de ATP-Driven Cation Pumps; Págs. 266-269, Biofísica del agua, Eds. Félix Franks y Shiela F. Mathis, John Wiley & Sons Ltd. 1982.

13) Tada M, Masa-Aki Kadoma, Makoto INRI, Makoto Yamada y FumioOhmori; Dependiente de Ca2+- ATPase del Retículo Sarcoplasmico; Págs. 137-164, Transporte y Bioenergética en las Biomembranas, Eds. Ray Sato & Yasuo Kagawa, Imprenta Plenum N. Y. Londres. 1982

14) Yellen G; Permeabilidad en los canales de Potasio: Implicancias Para la Estructura del Canal; Annu. Rev. Biophys. Biophys Chem., 16, las Págs. 227-46,1987.

15) Finkelstein A; Movimiento del Agua a través de las Bicapas Lipídicas, Membrana de Poros y Plasma, Teoría y Realidad; Serie de Conferencias de la The Society of General Physiologists, Vol. 4, John Wiley & Hijos, 1987.

16) Stryer L; Introducción a las Membranas Biológicas, las Págs. 205-253, Bioquímica, W. H. Freedman and Company, 1981.

17) Rand RF y Parsegian VA; Hidratación de la Bicapa Fosfolipídica– Repulsión Intercapas y Cambios Estructurales en la Bicapa: Págs. 140- 143, Biofísicas Del Agua, Eds. Felix Franks Y Shiela F. Mathis, John Wiley And Sons Ltd. 1982.

18) Silver BL; La Química Física De las Membranas, The Solomón Press, NY. & Allen & Unwin, (Boston– Londres– Sydney)

19) Sek-Wen Hui; Estudios Ultraestructurales Del Armado Molecular de las Biomembranas: la Diversidad y Similitud, Tópicos Actuales en Membranas y Transporte, Vol. 29, Págs. 29-70, Academic Press, 1987.

20) Edidin M; Difusión Rotatoria y Lateral de Membranas Proteínas y Lípidos: Fenómenos y Función; PAGS. 91-127, Tópicos Actuales en Membranas y Transporte, Vol. 29, Págs. 29-70, Academic Press, 1987.

21) Rolf C. Gaillard y Saad Al Damluji; Estrés y el Eje Pituitario-Suprarrenal; Págs.319-354, Clínica Endocrinológica y Metabolismo– Vol. 1 No. 2, 1987.

22) Eisenman G; Una Introducción a la Arquitectura Molecular y la Permeabilidad de los Canales Iónicos; Págs. 205-26, Ann. Rev. Biophys. Biophys. Chem. 16, 1987.

23) Sowers AE y Hackenbrock CR; El Radio De la Difusión Lateral de las Partículas Intermembranosas: Medida por el Desplazamiento Electroforético y Rerandomización; Proc. Natl. Acad. Sci. USA, Vol. 78, no. 10, Págs. 6246-6250, Biología de la célula 1981.

24) Gamer JA y Mahler HR; Biogénesis de las Proteínas Terminales Presinápticos; Journal of Neurochemistry ; 49, Págs. 905-915,1987.

25) Weiss DG y Gross GW; Transporte Intra-celular en el Proceso de Nervio: La Dinámica Cromatografica del Transporte Axoplásmico; Págs. 387-396, la Estructura Biológica y los Flujos Acoplados, Eds. A. Oplaka y M. Balaban, Academic Press, 1983.

26) Vale RD, Reese TS y Sheetz MP; Identificación de una Novedosa Proteína que Genera Fuerza, Kinesina, Involucrada en Microtubulo Basado en Motilina; Cell Vol. 42, Págs. 39-50, 1985.

27) Porter ME, Scholey JM, Stemple DL, Vigers G-PA, Vale RD, et al; Caracterización del Movimiento de la Microtubulos Producido Por el Huevo de Erizo de Mar por la Kinesina: The Journal of Biological Chemistry, Vol. 262, No. 6, Págs. 2794-2802, febrero. 25 1987.

28) Gross GW y Weiss DG; Consideraciones Teóricas en el Transporte Rápido en Regiones de Baja Viscosidad Axonal; Págs. 330-341, el Transporte Axoplásmico, Ed. D. G. Weiss, Spriger Verlag 1982.

29) Weiss DG; El Mecanismo del Transporte Axoplásmico, (Capítulo 20) Págs. 275-307, Transporte Axoplásmico, Ed. Zafar Iqbal, Ph. D., CRC Press, Inc. 1987

30) Ochs S; Sobre el Mecanismo del Transporte Axoplásmico; Págs. 342-349, Transporte Axoplásmico, Ed. D.G. Weiss, Spriger Verlag 1982.

31) Sauve R, Simoneau C, Parent L, Monette R y Roy G; Activación Oscilatoria de Canales Calcio-Dependientes en Células HeLa Inducidas por la Histamina H1 al Estímulo Receptor: Un Estudio de canal único; J. Membrane Biol., 96, 199-208,1987.

32) Laczi F, Ivanyi T, JuleszJ, Janaky T y Laszlo FA; La Respuesta de la Arginina-8-Vasopresina del Plasma a la Estimulación Osmótica o Histamínica Contribuye al Diagnóstico Diferencial de la Diabetes Central Insípida; Acta Endocrinológica (Copenh), 113, PP. 168-174,1986.

33) Espiner EA; El Efecto Del Estrés en el Balance de la Sal y Agua; Págs. 375- 390, Baillier's Clinical Endocrinology and Metabolism, Vol. 1 No. 2, Mayo 1987.

34) Mellgren R.; Proteasas Calcio Dependientes: ¿Un Sistema Activo de la Enzima En Membranas Celulares? FASEB J. 1: PP. 110-115; 1987.

35) Rega AF; Transporte De Ca2 + y la Hidrólisis de ATP Por La Bomba de Calcio; PP. 67-90, El Ca2 + Bomba De Membranas de Plasma; Eds. Alcides F. Rega y Patricio J. Garrahan, CRC Press 1986.

36) Van Rossum GDV, Russo MA y Schisselbauer JC; el Rol de las Vesículas Citoplasmáticas en el Mantenimiento del Volumen; Temas Actuales sobre Membranas y Transporte, Vol. 30, Págs.45-74, Academic Press, 1987.

37) Mellman I, Howe C y Helenius A; El Control del Tráfico de la Membrana en la Senda Endocítica; Temas Actuales sobre Membranas y Transporte. Vol. 29, Págs.255-288, Academy Press, 1987.

38) Lefkowitz RJ y Caron MG; Regulación de la Función Adrenérgica Receptora por Fosforilación; Temas Actuales en la Regulación Celular, Vol. 28, PP. 209- 231, Academic Press, 1986.

39) Mizumoto T; Efectos del Ion de Calcio en el Proceso de Cicatrización; Temas Actuales en Hokkaido Igaku Zasshi, 62, Vol. 2, PP. 332-45, Marzo 1987.

40) Kahlson G, Rosengren E y White T; La Formación de Histaminas en el Feto de la Rata; J. Physiol, Vol. 151, PP.131-138,1960.

41) Kahlson G, Rosengren E y Steinhardt C; Capacidad de Formar Histaminas en la Multiplicación de las Células; J. Physiol, Vol. 169, PP.487-498,1963.

42) Haartmann UV, Kahlson G y Stinhardt C; La Formación de Histaminas en la Germinación de las Semillas; Life Sciences, Vol. 5, Págs.1-9, 1966.

43) Kahlson G y Rosengren E; Formación de Histaminas en Relación al Crecimiento y a la Proteína; Aminas Biogénicas como reguladores Fisiológicos; Ed. JJ. Blum, 223-238,1970.

44) Brandes LJ, Bogdanovic RP, Cawker MD y Labella FS; Histaminas y Crecimiento: Interacción del Sitio del Ligamiento Antiestrógeno Ligando con un Sitio Novel Histamínico que puede ser Asociado con los Canales de Calcio; Investigación sobre Cáncer, Vol.47, PP. 4025-4031, Agosto1987.

45) Goldstein DJ, Marante Perez DJ, Gunst JP y Halperin JA; Aumento en el Número de Células Cebadas (Mast) y la Permeabilidad Vascular alterada en Ratas Sedientas; Life Sciences, Vol.23, PP.1591-1602, Agosto 1978.

46) Izumi H, Ho S-H, Michelakis AM y Aoki T; Efectos Diferentes del Compuesto 48/80 y las Histaminas en la Actividad del Plasma Renina; European Journal Of Pharmacology, 91,295-299, 1983.

47) Zaloga GP, Chernow B y Eil C; Hipercalcemia e Infección Diseminada del Citomegalovirus en el Síndrome de Inmunodeficiencia Adquirida; Annals of Internal Medicine, 102, PP. 331-333, 1985.

48) Jacob MB; El Síndrome de Inmunodeficiencia Adquirida e Hipercalcemia, West J. Med. 144, PP. 469-471, abril 1986.

49) Índice de Sendas Bioquímicas, Boehringer, Manheim.

50) Watterson JG: El Rol del agua en la Arquitectura celular, Molecular and Cellular Biochem. 79: 101-105, 1988.

51) Iqbal MJ; Papel Regulador de las células sin Agua; Ciencia en Medicina Simplificada, Vol. 1, Págs.41-54, Publicacion de la Fundación para la Medicina Simplificada, Abril 1990.

52) Batmanghelidj F; Neurotransmisor Histamínico: Un Punto Alternativo; Ciencia en Medicina Simplificada, Fundación para la Medicina Simplificada, Vol. 1, PP. 8-39, abril 1990. Este concepto fue presentado por primera vez en la Tercera Conferencia Mundial de Inter-ciencia sobre Inflamación, en 1989

53) Robertson RP y Chen M; Un Rol para la Prostaglandina E en la Secreción Defectuosa de Insulina e Intolerancia de Carbohidratos y Diabetes Mellitus; J. Clin. Invest., 60, PP. 747-753, 1973.

54) Robertson RP, Tsai P, Little SA, Zhang HJ y Walseth TF; Receptor Intervenido Adenilato Ciclasa copulado o unido. Mecanismo para la Inhibición de PGE2 de Secreción de Insulina en Células HIT; Diabetes, Vol. 36, PP.1047-1053,1987.

55) Robertson RP; Eicosanoides como Moduladores Pluripotenciales de la Función Pancreática del Islote; Diabetes, Vol. 37, PP. 367-370, 1988.

56) Weir GC y Bonner-Weir S; Islotes de Langerhans: El Enigma de las Interacciones Interislotes y su Importancia en la Diabetes; J. Clin. Invest. Volumen 85, PP. 983-987, abril 1990.

57) Iqbal MJ; Triptofano; La Ciencia en la Medicina Simplificada, Vol. 1, PP. 55-78, Fundación para la Medicina Simplificada. Abril 1990

58) Goodwin SJ; Prostaglandinas y la Defensa de Anfitrión en el Cáncer, Medical Clinics of North America– Vol. 65, No. 4, PP. 829-844, 1981.

59) Kavelaars A, Berkenbosch F, Croiset G, Ballieux RE y Heijnen CJ; Inducción de la Secreción de la Endorfina B por Linfocitos después de la Administración Subcutánea del Factor Liberador de Corticotropina; Endocrinology 126, No. 2: 759-764, 1990.

60) Suda T, Tozawa F, Ushiyama T, Sumitomo T, Yamada M y Demura H; Interleukinas-1 Estimula el Factor Liberador de Corticotropina en Expresión del Gene en el Hipotálamo de la Rata; Endocrinología 126, No. 2:1223-1228,1990.

61) Sandler S, Bendtzen K, Eizirik DL y WelshM; Interleukina-6 Estimula la Secreción de Insulina y el Metabolismo de Glucosa en los Islotes in Vitro de las Pancreáticas de la Rata; Endocrinology 126, No. 2: 1288-1294, 1990.

62) Rieckmann P, D'Alessandro F, Nordan RP, Fauci AS y Kehrl JH; IL-6 y el Factor-a de Necrosis en Tumores; The Journal of Immunology, 146:3462-68,1991.

63) Hasselgren P-O, Pedersen P, Sax HC, Warner BW y Fischer JE; Conceptos Actuales de los Cambios de la Proteína y el Transporte del Aminoácido en el Hígado y los Músculos del Esqueleto Durante Sepsis; Arch. Surg, 123: 992-999, 1988.

64) Brown JM, Grosso MA y Harken AH; Citokinas, sepsis y el Cirujano; Surgery, Gynecology & Obstetrics, 169,568-575, diciembre 1989.

65) Hempling HG; Osmosis: El Tira y Afloje de la Vida; PP.205-214, Biofísica del Agua, Eds. Felix Franks y Sheila F. Mathis, John Wiley And Sons, Ltd. 1982.

66) Cicoria AD y Hempling HG; Propiedades Osmóticas de una Fecunda y diferenciada Línea de Células de la Médula de Ósea de La Rata; Permeabilidad de la Membrana a No-electrolitos, J. Cellular Physiology 105:105-127,1980 .

67) Cicoria AD y Hempling HG; Propiedades Osmóticas de Células Precursoras Diferenciadas de la Médula Ósea: Permeabilidad de la Membrana a los No-Electrolitos, J. Cellular Physiology 105:120-136,1980.

68) Batmanghelidj F; Un Método Nuevo y Natural Para el Tratamiento de Ulceras Pépticas.; J Clin Gastroenterol, 5:203-205,1983.

Publicaciones y Presentaciones Adicionales

69) Batmanghelidj F; "Ulceras Pépticas: Un Método Natural Para la Prevención y el Tratamiento," Journal of the Iranian Medical Council, Vol. 6 no. 4, PP. 280-282, Sept. 1982.

70) "La Revolución del Agua en los Tratamientos Médicos"–Rowim (en Pérsico) 1985-6 Europa-América. Este libro ahora es publicado en Irán por los Editores Ketab-Sara bajo el título (tardaron 3 años para recibir el permiso para publicarlo), Auto Tratamiento con Agua y ha llegado a ser un éxito de venta instantáneo, 6 impresiones en casi dos años.

71) Se dirigió a científicos en el Departamento de Fisiología de la Universidad de Atenas el 9 de Noviembre de 1987 y el título de la conferencia, "Disturbios en el Metabolismo del Agua en la Producción de Enfermedades".

72) Extracto de la presentación: "Neurotransmisor Histamina: Un Punto de Vista Alternativo" Tercera Conferencia Mundial de Inter-ciencias sobre Inflamaciones, Página 37, Libro de Extractos, Montecarlo, Marzo 1989.

73) Presentación ante la Sociedad de Gastroenterología, Riyadh Arabia Saudita, 1988.

74) "SIDA: ¿Es la Transglutaminasa el factor permisivo más importante para el establecimiento y diseminación del SIDA? Paginas 3-9, número especial sobre SIDA de Ciencia en la Medicina Simplificada, Augosto 1989.

75) SIDA- Indicadores de un Desorden metabólico Inducido por el estrés; Páginas 10-19, Número especial sobre SIDA de, Ciencia en la Medicina Simplificada, agosto 1989.

75) Editorial: Para el Registro, Ciencia en la Medicina Simplificada, Vol. 1, abril 1990.

77) Video "Cómo Tratar al Dolor de Espalda," explica el papel de la deshidratación en el dolor de espalda y de ciática; un método preventivo y sencillo para su tratamiento a través de la postura. Este video educativo esta diseñado para proporcionar una información que salvaría a millones de personas en todo el mundo de la agonía del dolor de espalda y ciática y los problemas eventuales que podrían surgir de un tratamiento quirúrgico. Una producción de Global Health Solutions, 1991.

78) El Libro "Cómo Tratar con el Dolor de Espalda y el Dolor de las Articulaciones Reumáticas.," Una publicación de Global Health Solutions, 1991. El libro y el video han recibido críticas halagadoras, particularmente del Library Journal and Patrician Production.

79) El Editorial: ¿La Ciencia o la Actitud? Ciencia en la Medicina Simplificada, Vol. 2, Páginas 1-4, junio 1991.

80) Artículo: SIDA: El callejón sin salida de la Etiología del Virus. Ciencia en la Medicina Simplificada, Vol. 2, Páginas 47-55, junio 1991.

81) Artículo: La Necrosis de Tumor : ¿Es el Factor que Provoca la Réplica del HIV o un iniciador de la fractura del ADN/RNA? Los cirujanos en la investigación de heridas han mostrado que el TNF es el responsable de la fragmentación del ADN/RNA y la extrusión de fragmentos para el proceso de reparación del tejido del sitio dañado. Los virólogos presentan la acción del TNF como el Provocador de la "réplica del virus"– una suposición inexacta. Ciencia en la Medicina Simplificada, Vol. 2, 56-57, junio 1991.

82) Gran número de conferencias públicas sobre los sistemas de señales de sed y la deshidratación crónica asociada con el disturbio del metabolismo del agua en el cuerpo humano.

83) Invitado a presentar artículos sobre "Los Recientes Avances: Neurotransmisores Histamínicos" para dos diarios científicos europeos. Inflamación (Sociedad Española de Reumatología) Noticias sobre drogas y sus Perspectivas. No aceptó a causa de otros compromisos.

84) Invitado a compartir las investigaciones sobre el cambio del paradigma en el metabolismo del agua en el cuerpo con el Institutul Cantacuzion, Ministerio de Salud de Rumanía.

ACERCA DEL AUTOR

El Doctor Fereydoon Batmanghelidj, conocido como el "Dr.B", fue un investigador de
renombre internacional, autor y defensor de
las propiedades curativas del agua, nació en
Irán en 1931. Hizo su carrera médica en la
Universidad Fettes en Escocia y se graduó en
el Hospital St.Mary's de la Universidad de
Londres, donde estudió con el Dr. Alexander
Fleming, quien obtuviera el Premio Nobel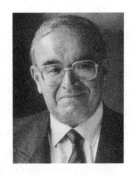
de Medicina compartido, por haber descubierto la penicilina.

Ejerció la medicina en Inglaterra antes de su regreso a Irán y
desde su llegada participó activamente en el desarrollo de hospitales y centros médicos. También colaboró en el desarrollo de
proyectos deportivos para la juventud en Irán, incluyendo el
Palacio del Hielo en Teherán, siendo este el primer centro de
patinaje sobre hielo y complejo deportivo en el Oriente.

Cuando comenzó la Revolución en Irán en 1979, el Dr. B fue
encarcelado en la infame prisión Evin, como prisionero político,
durante casi tres años. Fue allí donde descubrió los poderes curativos del agua. Una noche, el Dr. B tuvo que ocuparse de un compañero de cárcel que tenía un intenso dolor producido por una
úlcera péptica. Careciendo de cualquier tipo de medicamento, el
Dr.B le dio dos vasos de agua. Dentro de los ocho minutos siguientes, su dolor desapareció. Le dio instrucciones de beber dos
vasos de agua cada tres horas y no tuvo ningún dolor durante los
cuatro meses que continuó en prisión. El Dr. B pudo atender a
3.000 compañeros de cárcel que sufrían de úlceras pépticas
debido al estrés, solamente con agua. El Dr. B realizó investigaciones sobre los efectos medicinales que produce el agua en la
prevención y mejoría de muchas enfermedades degenerativas
dolorosas. La prisión Evin demostró ser un "laboratorio ideal para
el estrés" y a pesar de habérsele ofrecido ser liberado prefirió
quedarse cuatro meses más en prisión para completar su investigación entre la relación de la deshidratación y la enfermedad de

úlceras pépticas sangrantes. El informe de sus descubrimientos fue publicado en un artículo editorial del Periódico de Gastroenterología Clínica en Junio de 1983. El periódico The New York Times, en su sección Science Watch del 21 de Junio, 1983 informó sobre el descubrimiento.

Luego de ser liberado en 1982, el Dr. B se escapó de Irán y llegó a los Estados Unidos. En la Fundación para la Simpleza en Medicina él comenzó la investigación sobre los efectos de la deshidratación crónica (no intencional) en el cuerpo humano. Sus descubrimientos fueron publicados en el "Periódico de Ciencia en la Medicina Simplificada" en 1991, 1992. Pueden ser leídos en la página de Internet www.watercure.com

El Dr.B escribió su primer libro de auto-ayuda "Your Body's Many Cries for Water" en 1992 en el cual afirmó que una boca seca no es el único indicador de la deshidratación. El cuerpo da señales de su falta de agua con la producción de dolores. La deshidratación realmente produce dolores y varias enfermedades degenerativas. Su mensaje al mundo es "Usted no está enfermo, está sediento, no lo trate con medicamentos".

El Dr.B dedicó sus últimos 20 años de vida en promover a la humanidad los poderes curativos del agua. Participó en cientos de programas de radio y televisión y dio conferencias alrededor del mundo. Su legado consiste en varias valiosas publicaciones que incluyen seis libros y más de una docena de materiales de audio y video sobre sus seminarios. Su trabajo ha creado una comunidad internacional que adhirió a los poderes curativos naturales del agua. Su libro más importante "Your Body's Many Cries for Water" ha sido traducido a 15 idiomas y continúa inspirando a lectores alrededor del mundo.

El Dr. Fereydoon Batmanghelidj falleció el 15 de Noviembre, 2004 en Virginia, U.S.A. a los 73 años, por complicaciones de una neumonía.

OTROS PRODUCTOS
EDUCACIONALES PARA LA SALUD
Por el Dr. F. Batmanghelidj
Disponibles en ingles solamente

LIBROS

Los Muchos Clamores de su Cuerpo por el Agua (Tapa blanda)	us$ 14.95
Los Muchos Clamores de su Cuerpo por el Agua (Tapa dura)	us$ 27.00
Como Tratar los Dolores de Espalda y Dolor de Reuma en las Articulaciones	us$ 14.95
El ABC del Asma, Alergias y Lupus	us$ 17.00
Agua: Receta para una Vida Libre de Dolores	us$ 7.00
Agua para la Salud, para Curarse y para la Vida	us$ 14.95
El Agua Cura: Los Medicamentos Matan	us$ 15.00
Obesidad, Cáncer y Depresión: Sus Causas Comunes y su Cura Natural	us$ 15.00

VIDEOS

Como Tratar el Dolor de Espalda	us$ 29.95
Milagros para la Salud en el Agua y la Sal, Medicinas Alternativas Para Curar el Dolor y Enfermedades, Incluyendo el Cáncer	us$ 30.00
Cure el Dolor y Prevenga el Cáncer	us$ 30.00
Deshidratación y Cáncer	us$ 20.00

CASSETES DE AUDIO INDIVIDUALES

Los Muchos Clamores de su Cuerpo por el Agua	us$ 10.00
Esclerosis Múltiple: Es el Agua su Cura?	us$ 10.00
Agua y Sal: Receta para la Curación Total	us$ 10.00
Agua: El Nuevo Descubrimiento para la Inmunidad y La "Droga Milagrosa' para el Dolor y el Cáncer	us$ 10.00

SERIES DE CASSETTES DE AUDIO

El Agua: Receta para una Saludable, Vida Libre de Dolores (Diez horas de información especializada. 8 Cassettes)	us$ 67.00
Milagros en la Salud por el Agua y la Sal, Medicinas Alternativas Para la Cura del Dolor y Enfermedades, Incluyendo el Cáncer (2 cassettes)	us$ 18.00

CD y DVD

El Nuevo Descubrimiento para la Inmunidad, el Dolor y el Cáncer
  "Droga Milagrosa" (CD)   us$ 18.00
Milagros para la Salud en el Agua y la Sal, Medicinas Alternativas
  Para la Cura del Dolor y Enfermedades, Incluyendo el Cancer
  Grupo de 2 CDs   us$ 20.00
  DVD   us$ 30.00

Para mayor información sobre estos materiales educativos, vea la
  Página de Internet www.watercure.com

Descuentos disponibles para cantidades mayores a cinco libros.

Gastos de envío dependerán del peso.

Para ordenar estos productos o para informacion sobre las ordenes
Por favor ponerse en contacto:

E-mail: info@watercure.com
Teléfono: 1-800-759-3999 Lunes a Viernes de 10:00 am a 6:00 PM (Hora del Este)
Fax: 703-848-0028
Dirección Postal: **Global Health Solutions, Inc.**
        P.O.Box 3189, Falls Church, VA 22043, U.S.A.

NOTAS